SEBASTIAN KNEIPPS

Geflügelte Worte

„Sebastian Kneipps Geflügelte Worte“
1. Auflage Mai 2021

Ancient Mail Verlag Werner Betz
Europaring 57, D-64521 Groß-Gerau
Tel.: 00 49 (0) 61 52/5 43 75, Fax: 00 49 (0) 61 52/94 91 82
www.ancientmail.de
Email: ancientmail@t-online.de

Verantwortlich für die Produktsicherheit:
Ancient Mail Verlag – Werner Betz
Europaring 57, 64521 Groß-Gerau
Email: ancientmail@t-online.de

Bibliografische Information der Deutschen Nationalbibliothek: Die Deutsche Nationalbibliothek verzeichnet diese Publikation in der Deutschen Nationalbibliografie; detaillierte bibliografische Daten sind im Internet über http://dnb.dnb.de abrufbar.

Covergestaltung: Reinhard Habeck
Druck: WIRmachenDRUCK GmbH, D-71522 Backnang

Gedruckt auf umweltschonend hergestelltem Naturpapier ohne chemische Beschichtung, Imprägnierung oder Veredelung.

ISBN 978-3-95652-304-5

SEBASTIAN KNEIPPS
Geflügelte Worte

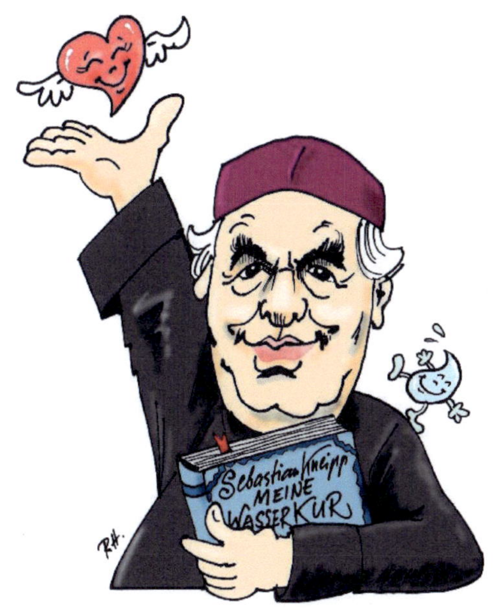

Herausgegeben, gesammelt und illustriert von
REINHARD HABECK

Unterstützt von
DOROTHÉE SIEFERT-STEURENTHALER
Co-Präsidentin Kneippverein Basel und Umgebung

Ancient Mail Verlag

Der Urheber

Sebastian Anton Kneipp (1821-1897) war ein bayerischer Priester und Naturheiler, der als Hydrotherapeut die Kaltwassertherapie entwickelte. Er ist Namensgeber der Kneipp-Medizin sowie der Kneipp-Wasserkur mit Wassertreten, die schon früher angewandt, aber erst durch ihn weltweit populär wurde.

Das Buch

Das Vermächtnis von Sebastian Kneipp ist zeitlos gültig. Seine ganzheitlichen Heilmethoden helfen Millionen Menschen und geben Lebensfreude. Was uns der „Wasserdoktor" ebenso hinterlassen hat: viele Aphorismen und Weisheiten. Der vorliegende Band enthält rund 250 seiner besten Zitate und Sinn-Sprüche. Anlass dafür ist das Jubiläum zum 200. Geburtstag von Sebastian Kneipp am 17. Mai 2021.

Herausgeber und Gestalter

Reinhard Habeck, Jahrgang 1962, ist Sachbuchautor und Cartoonist. Aus Kneipps Werken hat er die besten Zitate zusammengetragen und mit Cartoons humorvoll ergänzt. Habeck illustrierte zahlreiche Gesundheitsbücher, darunter u. a. für den Kneipp Verlag Österreich „Schlank ohne Diät", „Besessen vom Essen", „Der Abnehmkompaß", „Der Kreislaufkompaß", „Der Verdauungskompaß", „Die Blasen-Nieren-Fibel", „Osteoporose Selbsthilfe" und „Heiße Tipps für kalte Füße". Bei Ancient Mail erschienen seine „Rüsselmops"-Comicbücher sowie Humorbände zu Erich von Däniken und der Weltraumroman-Reihe Perry Rhodan.
Kontakt: www.reinhardhabeck.at

Mitwirkung und Unterstützung

Dorothée Siefert-Steurenthaler, Jahrgang 1945, ist dipl. Gesundheitsberaterin der Kneipp-Hydrotherapie sowie Co-Präsidentin und PR-Verantwortliche des Kneippvereins Basel und Umgebung.

Inhalt

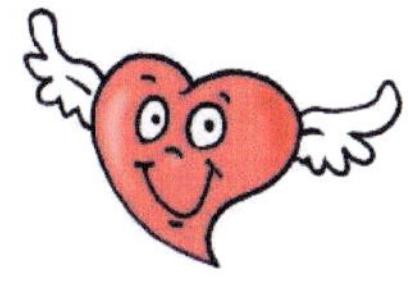

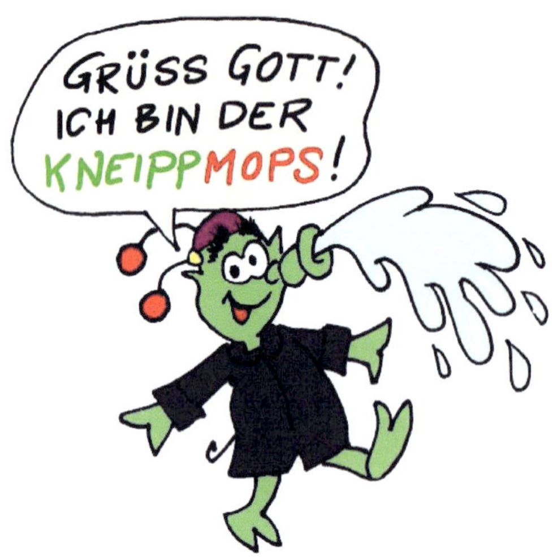
GRÜSS GOTT!
ICH BIN DER
KNEIPPMOPS!

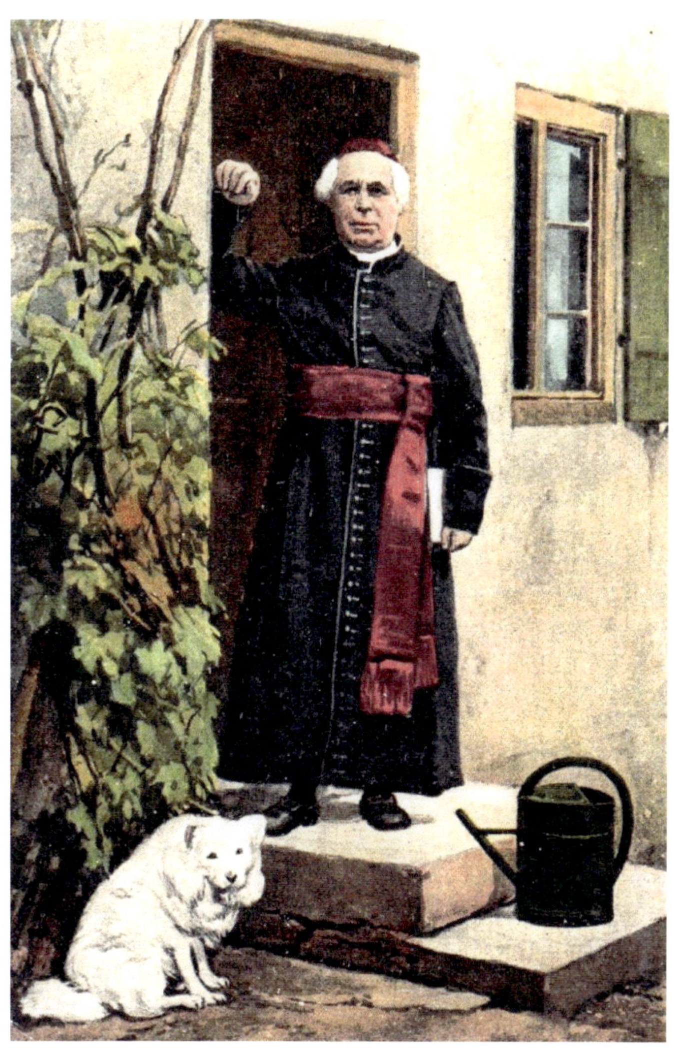

Pfarrer Sebastian Kneipp mit seinem weißen Spitz anno 1892, nachcolorierte Werbekarte für Kathreiners Malzkaffee

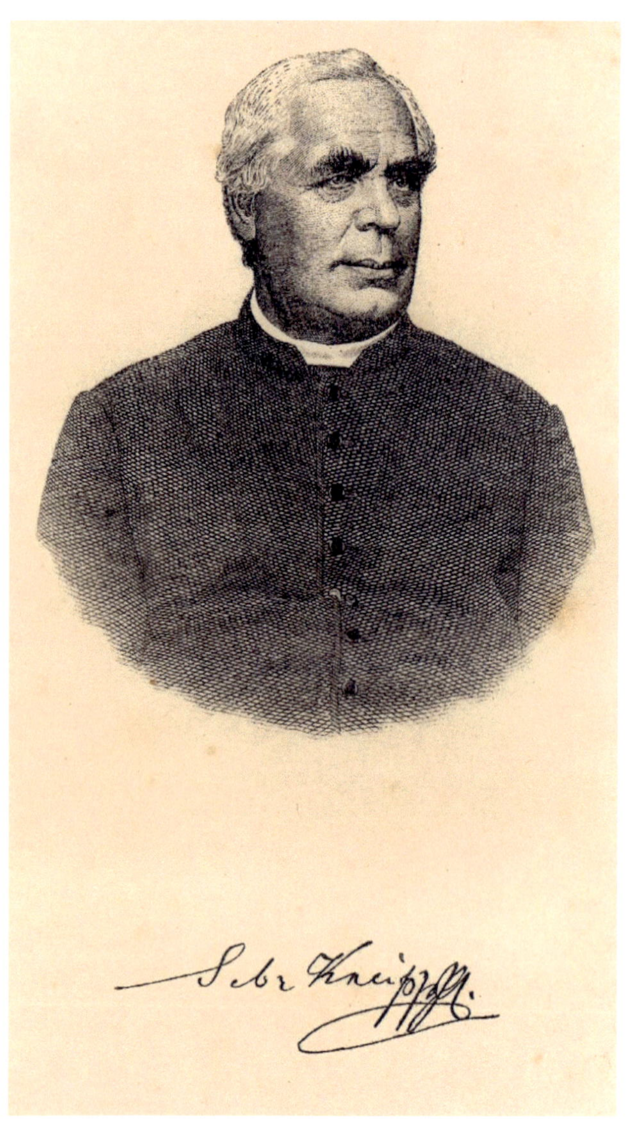

Porträt von Sebastian Kneipp, Kupferstich um 1903

Zum Geleit

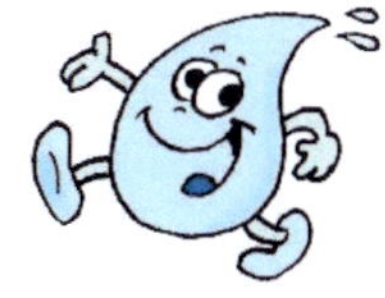

Kneippen hat immer Saison!

„Vorbeugen ist besser als heilen."
Sebastian Kneipp (1821-1897), kath. Pfarrer, Hydrotherapeut und Namensgeber der Kneipp-Medizin

In der Geschichte der Menschheit gab es immer wieder außergewöhnliche Menschen, die ihrer Zeit voraus waren. Der bayerische Pfarrer und Naturheilkundler Sebastian Kneipp war einer dieser Persönlichkeiten. Unter seinem Spitznamen „Wasserdoktor" erfreute er sich schon zu Lebzeiten großer Popularität. Kneipp hat bereits vor mehr als 150 Jahren erkannt, dass es nicht genügt, sich auf öffentliche Hilfe, Krankenhäuser und Versicherungen zu verlassen. Gesundheitsbewusstsein beginnt nicht erst mit Krankheitssymptomen. Kneipp setzte auf persönliche Eigenverantwortung jedes Menschen. Niemand soll sich davor drücken. Jeder muss selbst etwas zu seinem Wohlbefinden beitragen. Kneipp predigte: „Wer das Gute zu tun versteht, aber nicht tut, der versündigt sich."

Kneipp schöpfte aus eigener Erfahrung. Als Student erkrankte er schwer an Tuberkulose. Mit kalten Bädern in der Donau begann er sich zu therapieren und wurde gesund. Aus dieser Selbstbehandlung heraus entwickelte er sein ganzheitliches Gesundheitskonzept mit den fünf Säulen Bewegung, Wasser, Heilkräuter, Ernährung und Lebensordnung. Den Schlüssel für Gesundheit erkannte er im harmonischen Zusammenspiel von Körper, Geist und Seele.

Die kneippsche Lebens- und Heilweise wirkt im Einklang mit der Natur und ist heute aktueller denn je: Viele Menschen in aller Welt nutzen die Kneipp-Methode, die auch deshalb so beliebt ist, weil sie von jedem im eigenen Heim angewendet werden kann. „Ziel ist es, das Immunsystem zu stärken und damit Krankheiten vorzubeugen", heißt es dazu in einer Kneipp-Publikation. Es geht darum „gesundheitliche Störungen auf natürliche Weise und ohne schädliche Nebenwirkungen zu beheben." Die praktischen Kneipp-Anwendungen von Wechselduschen bis zum Wassertreten, erlernen bereits die kleinsten „Wasserratten" einfach und spielerisch. Inzwischen ist Kneippen längst wissenschaftlich anerkannt und gehört zum UNESCO Kulturerbe.

Am 17. Mai 2021 wäre Sebastian Kneipp 200 Jahre alt geworden. Für viele Kneipp-Anhänger Grund genug zu feiern und an sein zeitloses Lebenswerk zu erinnern. Das ist auch die große Herzenssache der nimmermüden 76-jährigen Schweizerin Dorothée Siefert-Steurenthaler. Sie ist dipl. Gesundheitsberaterin der Kneipp-Hydrotherapie und Co-Präsidentin des Kneippvereins Basel und Umgebung. Wir kennen uns gut, denn ich pendle oft und gerne in die liebliche Kulturstadt am Rhein, die zu meiner zweiten Heimat geworden ist. Hier in Basel ist meine Lebenspartnerin Elvira Schwarz daheim, eine der besten Freundinnen von Dorothée. Als wir drei vor mehr als einem Jahr beisammen saßen und darüber brüteten, wie man das nahende Kneipp-Jubiläum am besten würdigen könnte, kam die Idee eines „Geschenkbüchleins" auf. Gedacht wurde an einen humorvollen Comicband oder ein Kneipp-Kinderbuch, das Dorothée finanziert und in Auftrag gibt. Da erinnerte ich mich an einen Humorband, den ich 2015 zum 80. Geburtstag des Schweizer Schriftstellers Erich von Däniken gestaltet und herausgegeben hatte. Es heißt „Erich von Dänikens Geflügelte Worte".

Da uns Sebastian Kneipp viele Anekdoten, Sprüche und Weisheiten hinterlassen hat, lässt sich das „Däniken-Konzept" ebenso gut auf Kneipp und seinen Zitatenschatz anwenden. Gesagt, getan. Dorothée versorgte mich fachkundig mit Kneipp-Infos und vielen Werken von und über Kneipp, darunter Originalschriften aus dem 19. Jahrhundert. Darin spürte ich Sprüche, Aphorismen und Sentenzen auf, die teils schon längst in Vergessenheit geraten waren und nun ins Bewusstsein zurückgeholt werden. Mag die Sprache auch teilweise antiquiert sein, so haben Kneipps „Geflügelte Worte" nichts von ihrer Aktualität eingebüßt. Im Anhang sind die Quellen zu den Sprüchen gelistet, ebenso weiterführende Links zum „Kneipp-Universum". Ergänzt habe ich den Zitatenschatz mit einer Übersicht zu Kneipps wichtigsten Lebensstationen und seinem Vermächtnis über den Tod hinaus.

Und weil im Volksmund ein Bild mehr als 1000 Worte sagt, finden sich im vorliegenden Band etliche heitere Farbillustrationen. Der Wunsch von Dorothée, Elvira und mir an alle Kneipp-Freunde und solche, die es noch werden möchten: Möge auch Sie, liebe Leserin, lieber Leser, das eine und andere Zitat auf ihrem Lebensweg begleiten und daran erinnern: „so zu leben!" und „die Lehre rein zu halten".

Gutes Gelingen und ein fröhliches Lesevergnügen mit „Sebastian Kneipps Geflügelte Worte"!

REINHARD HABECK

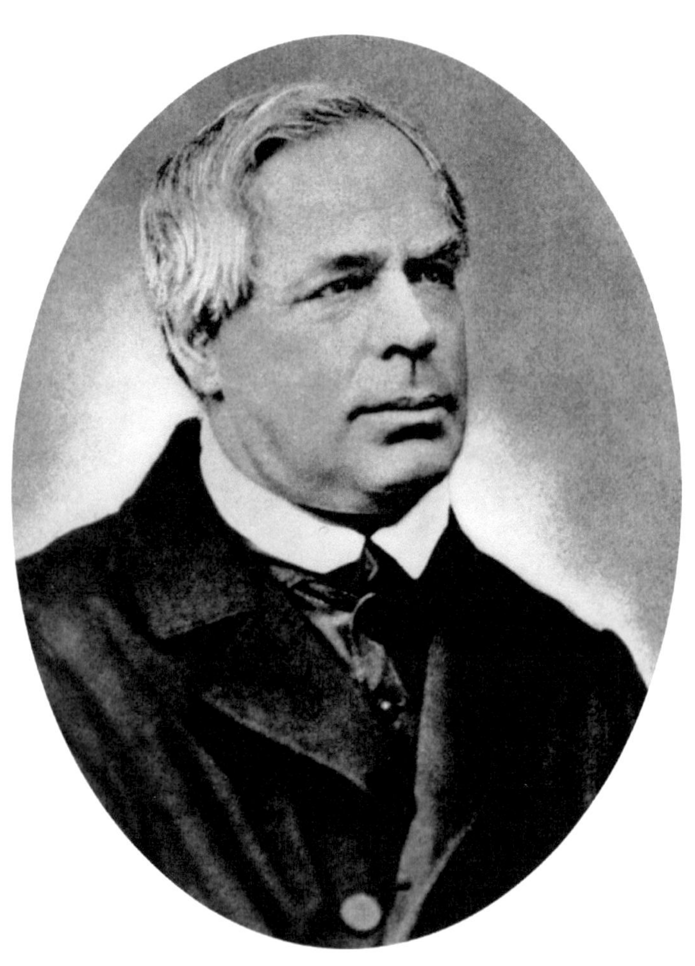

Sebastian Kneipp in jungen Jahren

Wer war Sebastian Kneipp?

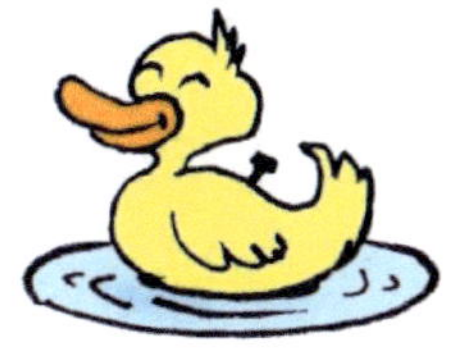

Vom einfachen Knecht zum großen Naturheiler

„Nehmt seine Bücher, wie sie sind, so habt ihr vor euch die redende Tat eines weisen Mannes, der schrieb, weil er wie wenige die Seele des Kranken erforscht hatte, der Trost zu spenden verstand, weil er selbst in Not und Elend gesessen …“

Kneipps Badearzt in Wörishofen Dr. Alfred Baumgarten (1862-1924) in einer Würdigung zu Sebastian Kneipps 100. Geburtstag

Der Priester und Hydrotherapeut Sebastian Kneipp wurde für Millionen Menschen zum Symbol für ein gesundes Leben. Besonders beliebt sind seine Kräuterkuren und Kaltwasseranwendungen zu Heilzwecken, die als bewährte Kneipp-Methoden eine anerkannte Ergänzung zur Schulmedizin bilden. Kneipps Naturheil-Therapie, die er in drei Hauptwerken verfasste, beruht auf fünf Gesundheitssäulen, die den Menschen ganzheitlich berücksichtigen. Die Behandlungsverfahren machten den „Wasserdoktor“ international berühmt. Wie kam es dazu und wer war dieser außergewöhnliche Mensch?

Über das Leben und die Lehre von Sebastian Kneipp, gibt es eine Fülle an fast unüberschaubarer Literatur. Die wichtigsten Stationen seiner Lebensgeschichte geben Einblick in ein schlichtes, frommes, aber doch reich erfülltes Leben, das vielen Menschen zum Vorbild wurde.

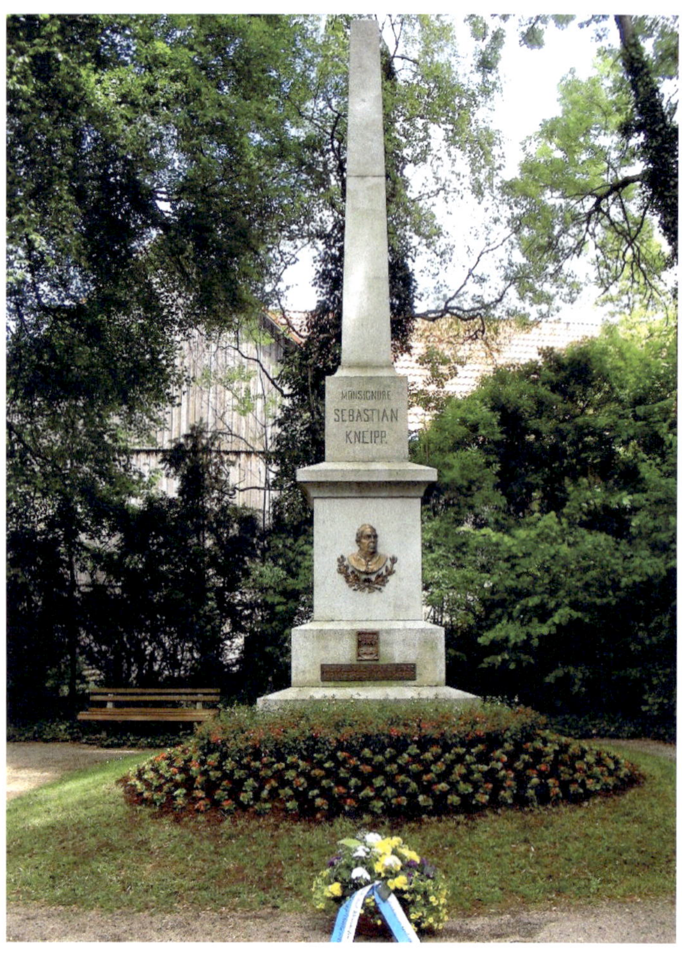

Obelisk in Stephansried, errichtet 1898 am Platz des Geburtshauses von Sebastian Kneipp, wo er am 17. Mai 1821 zur Welt kam

1821

17. Mai in Stephansried bei Ottobeuren im bayerischen Allgäu: Sebastian Kneipp wird als Sohn des Leinenwebers Xaver und seiner Frau Rosina geboren. Es ist Sonntag, 23:30 Uhr.

1827

ABC-Schütze Sebastian besucht die Dorfschule in Stephansried. Er wächst mit vier Schwestern in armen Verhältnissen auf.

1833-1839

Nach der Volksschule Übertritt in die Sonn- und Feiertagsschule in Ottobeuren. Nach dem Schulunterricht arbeitet Sebastian täglich mehrere Stunden am Webstuhl und trägt zum Unterhalt der Familie bei. Später auch als Knecht, Maurer und Taglöhner. Bereits in jungen Jahren keimt in Sebastian eine ganz andere Berufung: „Ich möchte Priester werden!"

1839

Im Frühjahr stirbt Sebastian Kneipps Mutter infolge eines Blutsturzes.

1841

Just am 17. Mai, Sebastians 20. Geburtstag, brennt neben 11 anderen Häusern sein Geburtshaus ab. Das Zuhause und sämtliche Ersparnisse sind vernichtet.

1842

Kneipp verlässt seinen Heimatort und findet eine Anstellung als Knecht beim Ortsvorsteher in Grönenbach. Hier findet er einen bedeutenden Förderer: Kaplan Dr. Matthias Merkle, ein entfernt Verwandter, der ihm Lateinunterricht gibt. In dieser Zeit entwickelt Kneipp sein Interesse für die Pflanzenheilkunde.

1844

Aufnahme in das Gymnasium in Dillingen.

1846

Kneipp erkrankt an Lungentuberkulose. Neue Kraft tankt er nur in der Ferienzeit auf dem Lande und so kann er weiterstudieren.

1848

Abitur: Kneipp beginnt in schlechter körperlicher Verfassung sein Theologiestudium in München.

1849

Kneipp ist todkrank, die Ärzte haben ihn bereits aufgegeben. Dann, ein Zufall, den er als göttlichen Fingerzeig gedeutet haben mag: Kneipp entdeckt in der Hofbibliothek ein Büchlein des Arztes Johann Siegmund Hahn. Originaltitel aus dem Jahre 1738: *„Unterricht von Krafft und Würckung des frischen Wassers in die Leiber der Menschen, besonders der Krancken, bey dessen innerlichem und äusserlichem Gebrauche, durch die Erfahrung bestätigt"*. Kneipp studiert die Schrift gründlich und schöpft letzte Hoffnung mit Bädern im winterlich kalten Gewässer bei Dillingen. „So ging ich dann in der Woche dreimal in die Donau hinaus und habe Halbbäder genommen von drei bis vier Sekunden bei 10 bis 15 Grad. Müde ging ich hinaus, neu aufgefrischt und gestärkt ging ich jedesmal heim und gewann die Überzeugung, wenn es für mich ein Heilmittel gibt, so wird es das Wasser sein", beschreibt Kneipp seine ersten Erlebnisse. Und tatsächlich: Langsam bessert sich seine Gesundheit. Das Philosophiestudium in München erlaubt ihm der Arzt wegen seiner TBC-Erkrankung erst im zweiten Anlauf. Anschließend setzt Sebastian Kneipp sein Theologiestudium in Dillingen und im Georgianum in München fort. Kneipp notiert: „Weil von Dillingen alle Jahre ein Armer ins

Georgianum kam … hatte ich Glück, den Freiplatz zu bekommen." Dort heilt er erstmals zwei Mitstudenten durch Gießkannenanwendungen.

1852

Dank Wasseranwendungen inzwischen vollständig von Tuberkulose geheilt, macht Kneipp seinen Studienabschluss und wird kurz darauf am 4. August im Dom zu Augsburg zum Priester geweiht. Seine erste Berufung bringt ihn als Kaplan nach Biberbach, danach wird er Pfarrvikar im Dorf Boos bei Memmingen. Er studiert weiter die Heilkraft des Wassers und wendet seine Behandlungsmethode zum ersten Mal bei Patienten an.

1853

Im Februar erhält Kneipp eine erste Anzeige wegen angeblicher „Kurpfuscherei", da er eine an Cholera leidende Frau mit heißen Wickeln behandelt hatte. Er wird zu einer Buße von zwei Gulden wegen „Vergehens gegen das Kurierverbot" verurteilt. Ironie der Amtshandlung: Kneipp diagnostiziert dem Richter ein Gichtleiden und stellt zur Heilung eine Kuranweisung aus.

1854

Mit der Choleraepidemie in Bayern sterben tausende Menschen. In der Bevölkerung wird Kneipp immer beliebter, behandelt erfolgreich Seuchenkranke und bekommt Spitznamen wie „Wasserdoktor", „Dr. Hydrophilos" oder „Cholera-Kaplan". Ärzten und Apothekern missfällt es zunehmend, dass Kneipp Kranken zügig und kostenlos hilft. Er wird erneut wegen „Gewerbebeeinträchtigung und Schädigung" angeklagt. Das Gericht spricht ihn frei. Dann ein schwerer Schicksalsschlag: Kneipps Vater stirbt am 4. September. Er ist einer der ersten Todesopfer der Cholera in

Stephansried. Im November wird Kneipp nach Augsburg versetzt und ist dritter Stadtkaplan in der Kirche St. Georg.

1855

Sebastian Kneipp wird Beichtvater im Dominikanerinnenkloster Wörishofen und lässt die Justinakirche restaurieren. In den Folgejahren behandelt er Kranke, verbessert die Landwirtschaft im Kloster, richtet eine Kräuterapotheke ein und gründet im Nachbardorf eine Mädchenschule für Haus- und Landwirtschaft. Seine Erkenntnisse schreibt er in Fachbüchern nieder wie: „Fritz, der fleißige Landwirt", „Die Kaninchenzucht" und das „Bienen-Büchlein". Kneipps Erfolge als „Wasserdoktor" machen ihn weit über die Landesgrenze bekannt.

1881-1889

Kneipp ist seit 1881 Pfarrer von Wörishofen. Er entwickelt ein ganzheitliches Gesundheitskonzept für Körper und Geist. Das erste Badehaus außerhalb von Kloster und Pfarrhof wird eröffnet. Auf Drängen von Ärzten und Patienten bringt er seine Therapieformen und erweiterten Heilmethoden zu Papier. Sein Buch „Meine Wasserkur" erscheint in erster Auflage. 1889 folgt sein zweites Hauptwerk „So sollt Ihr Leben". Beide Titel werden Jahrhundert-Bestseller und erscheinen in vielen Ländern. Es folgen zahlreiche Übersetzungen und hohe Buchauflagen.

1890

Eröffnung der „Wandelhalle" in Wörishofen, wo Sebastian Kneipp am 10. Oktober seinen ersten öffentlichen Vortrag vor Kurgästen hält. Pfarrer Kneipp wird Ehrenpräsident des ersten gegründeten Kneippvereins. Im Dezember 1890 tritt Bürgermeister Birk, der gegen den Ausbau Wörishofens zum Kurort ist, von seinem Amt zurück. Sein Nachfolger Augustin Huber ist Befürworter und Unterstützer

Kneipps. Der Gemeinderat beschließt den Bau von Bürgersteigen und die Verlegung einer Wasserleitung. Der reguläre Kurbetrieb beginnt.

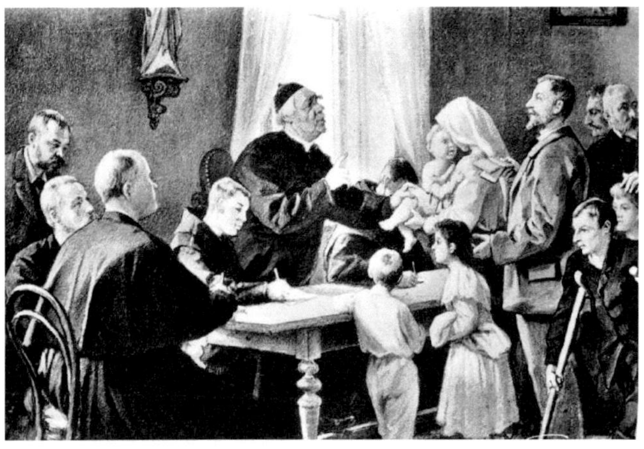

Sebastian Kneipp bei der Sprechstunde mit Priestern, Schwester Sebastiana und Patienten

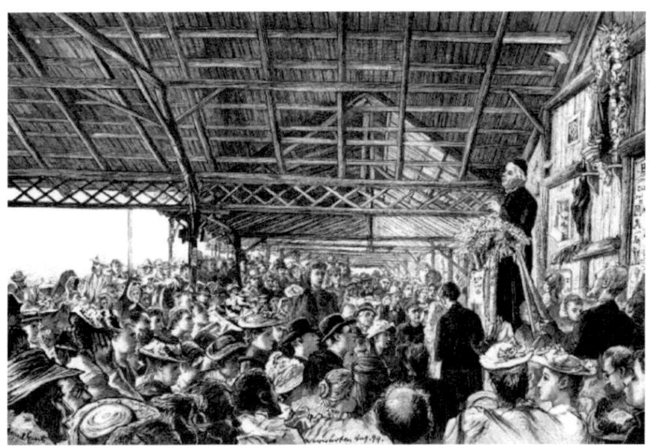

Ansprache von Pfarrer Kneipp in Wörishofen, Zeichnung von Ismael Gentz 1894

1891

Im Mai wird die erste Stiftung Kneipps eingeweiht: das Kurhaus Sebastianeum. Kneipp besteht auf der Einrichtung einer karitativen Abteilung, die mittellose Kranke und Waisenkinder weiterhin kostenlos behandelt. Als „Wasserdoktor“ inzwischen berühmt geworden, überträgt er seinem Freund Leonhard Oberhäußer, einem Apotheker aus Würzburg, das „Alleinrecht für alle Zeiten“, pharmazeutische und kosmetische Produkte sowie diätetische Lebensmittel „mit dem Namen und dem Bilde des Herrn Pfarrer Sebastian Kneipp" zu entwickeln, herzustellen und zu vertreiben. Bereits das erste Produkt wird ein großer Verkaufserfolg: „Kneipp Pillen gegen Darmträgheit“. In der Folge wurde das Sortiment durch zahlreiche Artikel erweitert. Darunter mit dem „Kathreiner Kneipp Malzkaffee“. Kneipps Begründung: „Weil ich mich überzeugt habe, dass in diesem Malzkaffee mit Bohnenkaffee-Geschmack die schädlichen Substanzen, welche dem Bohnenkaffee anhaften, Coffein genannt, nicht enthalten sind.“ Die blaue Packung mit dem Porträt von Pfarrer Kneipp gilt als einer der ersten deutschen Markenartikel. 1997 musste die

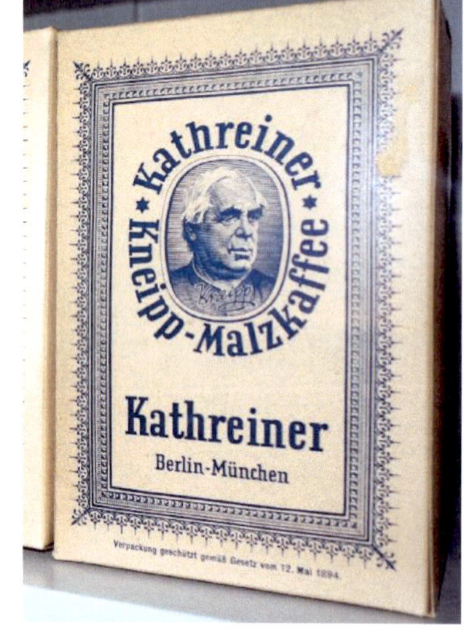

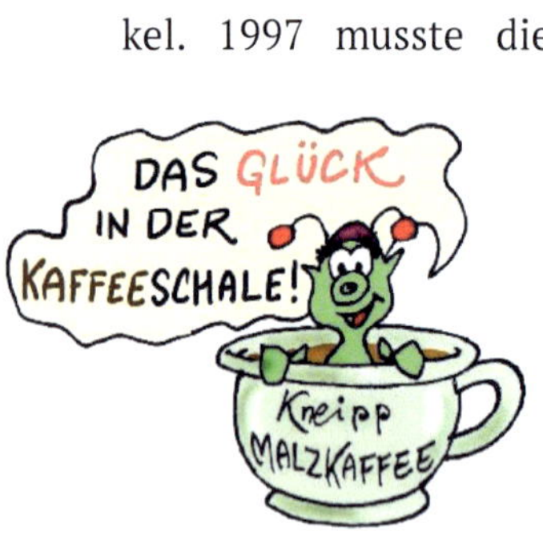

Kathreiners Malzkaffee-Fabriken GmbH Insolvenz anmelden. Kneipps Malzkaffee hat „überlebt“. Es gibt ihn noch heute im Handel zu kaufen.

Im selben Jahr 1891 bringt der Kneippvereins-Gründer und Verleger Ludwig Auer aus Donauwörth die erste Ausgabe der „Kneippblätter“ heraus. Heute heißt das offizielle Organ für Kneipp-Mitglieder und Abonnenten „Kneipp Journal – aktiv & gesund“. Es erscheint zweimonatlich und wird in Bad Wörishofen vom Kneipp Bund e. V. (Dachverband aller Kneipp-Vereine und dem Kneipp Verlag) herausgegeben.

1892

Kneipp verfasst die Werke „Kinderpflege in gesunden und kranken Tagen“ und „Ratgeber für Gesunde und Kranke“. Er beginnt mit Vortragsreisen durch ganz Europa, die ihn noch populärer machen. Kneipp bekommt medizinfachliche Unterstützung durch den Arzt Dr. Alfred Baumgarten. Er bleibt mit Zustimmung des Kneippvereins dauerhaft Badearzt in Wörishofen mit fixem Gehalt und der Verpflichtung, arme Patienten kostenlos zu behandeln.

1893

Eröffnung des Kinderasyls, heute Kneipp-Kinderheilstätte, der zweiten Stiftung von Sebastian Kneipp. Die katholische Ordensgemeinschaft der Barmherzigen Brüder unterstützt Kneipps Gesundheitskonzept. Immer mehr Mönche wandern nach Wörishofen und entlasten die Arbeiten der Dominikanerinnen. Unter der Leitung von Bonifaz Reile, dem ersten Pater des Männerordens, entwickelt sich das Sebastianeum zum Mittelpunkt des Kurbetriebes. Nunmehr hält der beliebte „Wasserdoktor“ im Kurhaus seine Sprechstunden ab. Im selben Jahr zählt Wörishofen mehr als 33 000 Kurgäste und 100 000 „sonstige Zuläufer und Passanten“. Es folgt eine päpstliche Segnung: Kneipp erhält die Beinamen Monsignore und Päpstlicher Geheimkämmerer.

1894

Kneipps drittes Hauptwerk wird veröffentlicht: „Mein Testament für Gesunde und Kranke“. Unter dem Vorsitz von Dr. Alfred Baumgarten wird der internationale Verband der Kneippärzte gegründet. Sebastian Kneipp wird Ehrenpräsident. In dieser Zeit bestehen weltweit bereits über 100 Kneipp-Kurhäuser. Kneipp reist nach Rom und behandelt in vier Privataudienzen Papst Leo XIII. Überliefert ist eine Anekdote, die der Mitreisende Priester und Historiker Paul Maria Baumgarten (der Bruder von Kneipps engstem medizinischen Mitarbeiter in Wörishofen) notierte. Er fragte Kneipp: „Jetzt sagen Sie einmal Herr Prälat, wie kam es, dass Sie zu Anfang der Audienz ganz verschüchtert waren und sich kaum niederzusetzen wagten, und nachher, als der Heilige Vater von seiner Gesundheit zu sprechen anfing, sich ihr Gesichtsausdruck mit einem Male veränderte, Sie sich breit auf den Stuhl setzten und wie ausgewechselt waren?“ Kneipp soll scherzhaft geantwortet haben: „Des möchten’s wissen? Schaun’s, zuerst war er der Bapscht, und nachher war ich der Bapscht.“

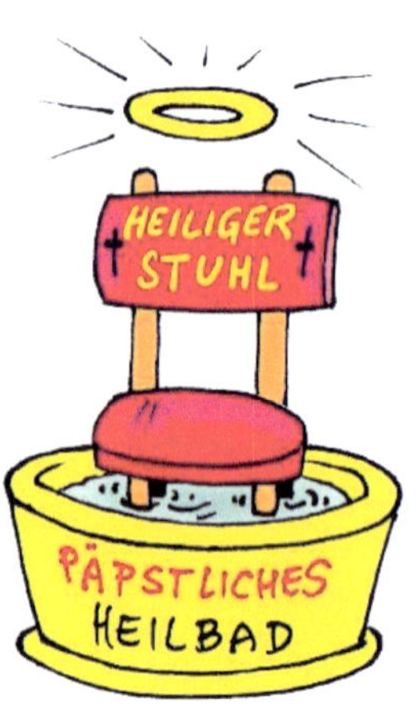

1895

Unter der Initiative von Dr. med. Marti und einiger interessierter Männer wurde am 29. Oktober der Gesundheitsverein (Sanitas) gegründet und später dann in Kneippverein Basel umbenannt. Die Gründungsmitglieder hatten sich selber schon bei Pfarrer Kneipp in Wörishofen behandeln lassen oder waren von dessen Gesundheitslehre überzeugt. Schon einen Monat später, nämlich am 27. November, konnte der junge Verein einen ersten großen Erfolg verbuchen. Pfarrer Kneipp sagte zu, in der Burgvogtei (heutiges Volkshaus) in Basel einen Vortrag zu halten.

1896

23. Juni: Eröffnung des Kneippianums, der dritten Stiftung von Pfarrer Kneipp. Er selbst zeigt erste Anzeichen gesundheitlicher Schwäche. Dennoch unternimmt er im Herbst eine Vortragsreise. Es ist seine letzte, die ihn in die Schweiz nach St. Gallen führt.

1897

Am 1. April hält Kneipp seinen letzten öffentlichen Vortrag in Wörishofen. Sein Gesundheitszustand ist bereits so angegriffen, dass er seine geliebten Wassergüsse nicht mehr selbst vornehmen kann. Ärzte stellen einen anwachsenden Tumor im Unterleib fest, der auf die Gefäße drückt. Eine Operation lehnt er ab. 17. Juni, 4:30 Uhr im Dominikanerinnen-Kloster in Wörishofen: Sebastian Kneipp stirbt im Alter von 76 Jahren. Er wird unter großer Anteilnahme der Bevölkerung und Beileidsbekundungen aus aller Welt am 21. Juni auf dem Friedhof in Wörishofen zur letzten Ruhe gebettet. Kneipps Vermächtnis ist seine Naturheilmethode und Gesundheitslehre. Sie bleibt uns als ganzheitliches, zeitloses Therapiekonzept und wertvolle Lebensschulung erhalten.

Merci, Monsignore Kneipp!

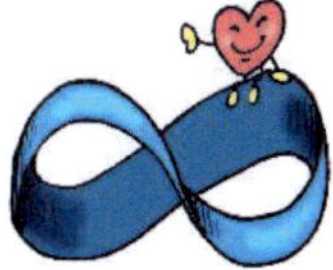

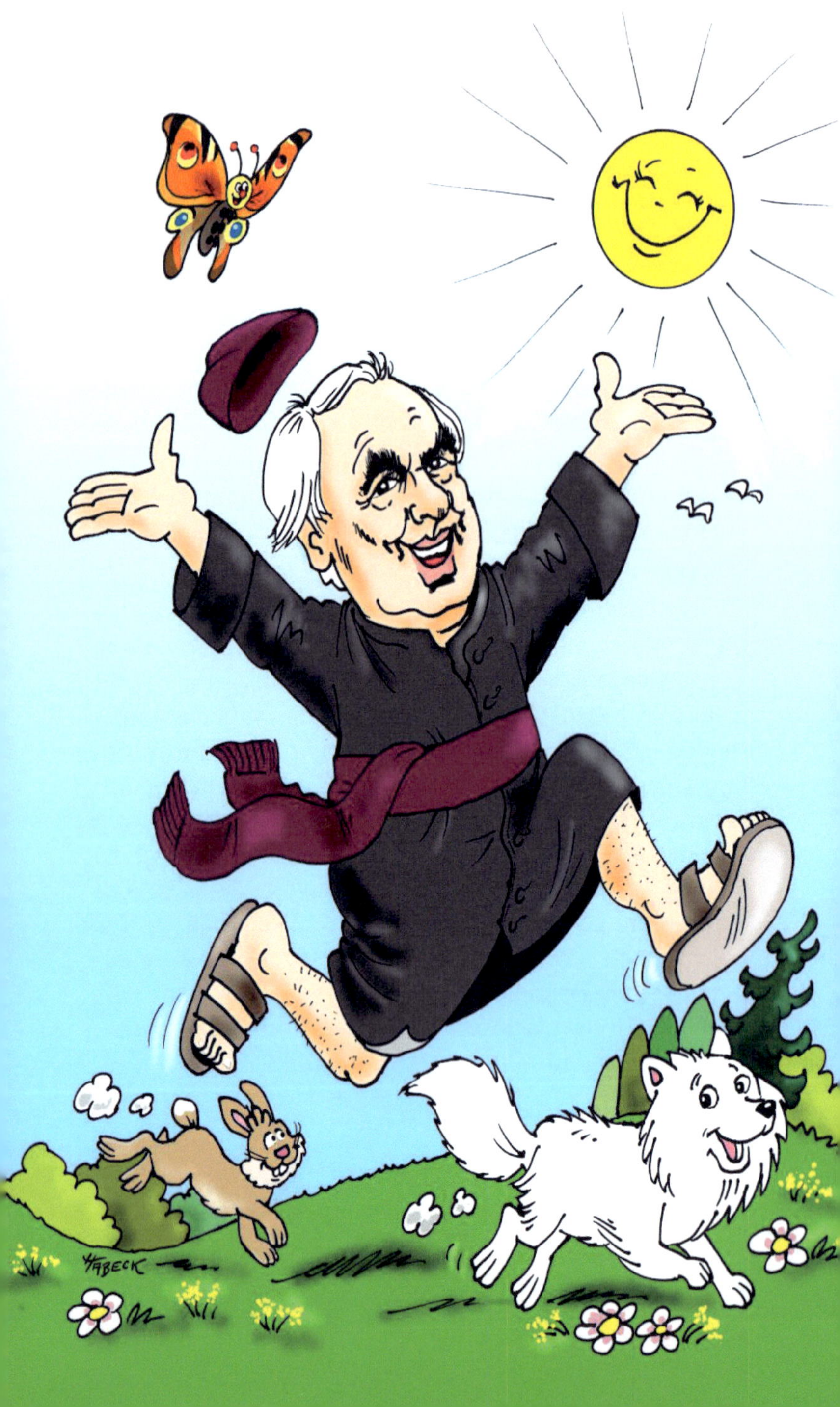
HABECK

Gesundheitssäule I:

Bewegung

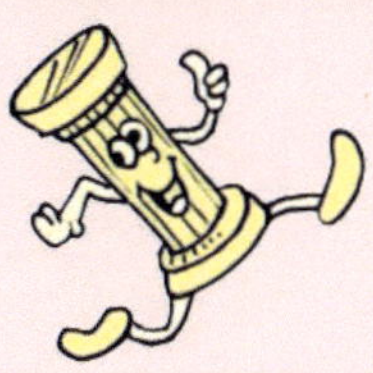

Eine wichtige Säule für unsere Gesundheit heißt: „sich bewegen, tätig bleiben und sich spüren.“ Dabei hilft die klassische Kneipp-Bewegungstherapie. Sie baut Stress ab, beugt Krankheiten vor und kann diese sogar heilen.

Medizinisch bewiesen ist: Wer sich regelmäßig aktiv betätigt, hält seinen Bewegungsapparat fit, fördert den Muskelaufbau, stärkt Herz und Kreislauf, harmonisiert das Nervensystem und erhöht die geistige Leistungsfähigkeit bis ins hohe Alter.

Olympiareife und sportliche Höchstleistungen sind dafür nicht erforderlich. Gemeint sind vielmehr regelmäßige und sanfte Aktivitäten an der frischen Luft. Sebastian Kneipp sprach von „vernünftigen Anstrengungen“, die immer angepasst und abhängig sind von Alter, Konstitution, beruflicher Belastung sowie den persönlichen Bedürfnissen.

Alle Möglichkeiten seinen Körper in die Gänge zu bringen sind erlaubt und erwünscht: Egal, ob Wandern, Schwimmen, Radfahren, Langlaufen, Tanzen, Gymnastik oder jede andere ausgleichende Sportart: Hauptsache es macht Spaß und weckt die Lebensgeister!

Gesundheits-Tipp: Nach jeder sportlichen Betätigung wirkt eine durchgeführte Kneippanwendung entspannend und wohltuend.

Untätigkeit schwächt, Übung stärkt, Überlastung schadet.

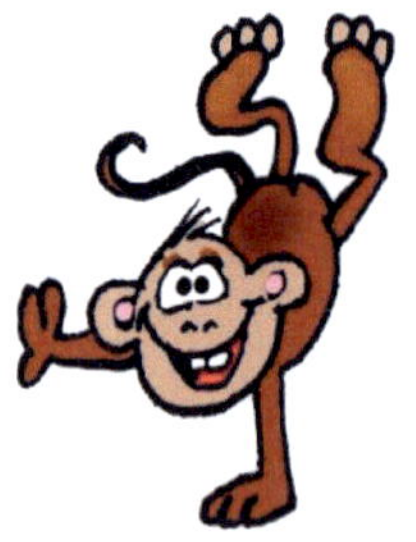

Leben ist Bewegung!

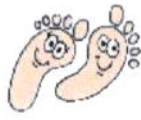

Diese „Maschine“, die zugleich die Wohnstätte und das Werkzeug des menschlichen Geistes ist, muss auch in beständiger Tätigkeit sein!

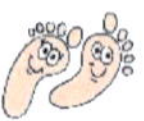

Wem seine Gesundheit lieb und teuer ist, der biete das Möglichste auf, dass er in reiner Luft seine Zeit zubringe, und vermeide aufs Sorgfältigste, schlechte, verdorbene Luft einzuatmen!

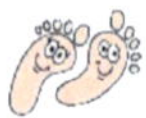

Aber etwas tun, dass man länger leben und gesund bleiben kann, das fällt niemanden ein. Man will eben nur nehmen; aber dem Körper selbst geben, was ihm gebührt, daran denkt keiner.

Es ist nicht so wertvoll, einen Tropfen Schweiß in der Badestube zu schwitzen, sondern nur der Schweißtropfen, welcher durch körperliche Anstrengung verschwitzt wird, ist Goldes wert.

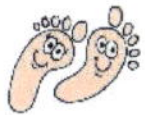

Möge der Kuraufenthalt eine erholsame Zeit für Leib und Seele sein.

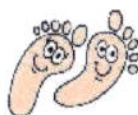

Tut früh genug etwas für eure Gesundheit, damit größere Übel sich nicht so leicht einstellen können.

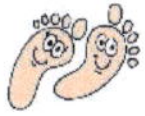

Um gesund zu bleiben, muss sich der Mensch bewegen, schwitzen und soll das Wasser in seiner mildesten Form gebrauchen.

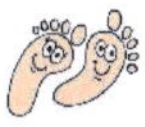

Zu einer gesunden Entwicklung gehört vor allem eine vernünftige Abhärtung, denn die Verweichlichung bewirkt Schlaffheit und Untätigkeit.

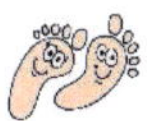

Suche die Bewegung wann immer es möglich ist; Treppensteigen, Radfahren, Gymnastik, Tanzen usw. Treibe Sport, jedoch ohne übertriebenen Leistungsanspruch. So bringt Bewegung Fröhlichkeit und stärkt den gesamten Organismus.

Haben viele nicht Gelegenheit zur Erhaltung und Vermehrung ihrer Kräfte, so ist es notwendig, dass wenigstens zeitweilig alle Teile des Körpers geübt und in Bewegung gesetzt werden.

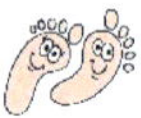

Gesund bleiben und lang leben will jeder, aber die wenigsten tun etwas dafür.

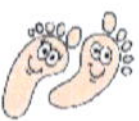

Man kann das Barfussgehen recht gut ein Zugpflaster nennen, das alle schlechten Stoffe in die Füße zieht und von da ausleitet.

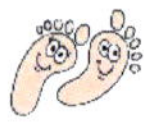

Wir müssen lernen, mit unserer Energie zu haushalten und sie kreativ einzusetzen, sowohl im täglichen Leben, als auch in der Freizeit.

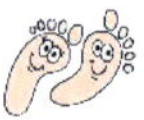

Der Menschenkörper, diese lebendige Uhr vom besten Gang und Schlag, liefe und schlüge vortrefflich, wenn nicht der Menschentor Schmutz und Sand und anderen Unrat zwischen die Räder werfen und so den geordneten Lauf stören, vielleicht zerstören würde.

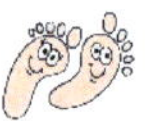

Der Sinn des Reisens ist, an sein Ziel zu kommen, der Sinn des Wanderns ist, unterwegs zu sein.

Und weil beim Radfahren die Füße am meisten angestrengt sind, so sollen sie auch gut transpirieren können und nicht in enge Schuhe eingezwängt sein. Da würde ich den Radfahrern das Tragen von Sandalen empfehlen, weil sie leicht sind und die Blutzirkulation in den Füßen in keiner Weise hindern.

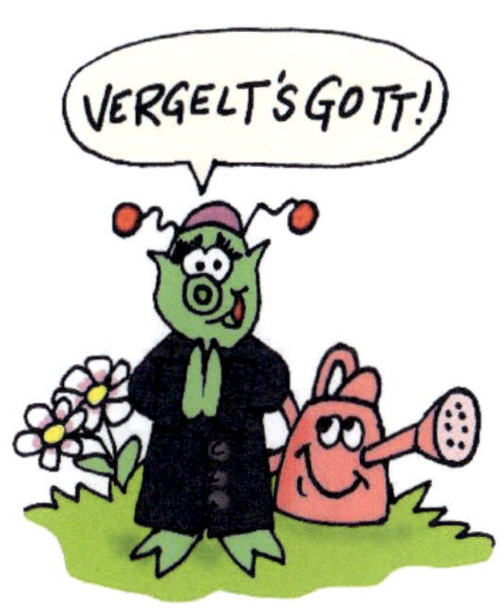

Ich war über 21 Jahre alt, als ich mit dem Wanderbuche in der Tasche die Heimat verließ. Es charakterisiert mich als Webergesellen, doch seit meiner Kindheit stand es auf den Blättern des Herzens anders geschrieben. Mit namenlosem Weh und sehnsüchtiger Ausschau nach Verwirklichung meines Ideals, hatte ich auf diesen Abschied lange, lange Jahre gewartet: ich wollte Priester werden.

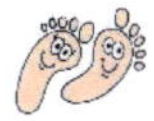

Und die erst, die meinen, es sei eine Schande, die Füße sehen zu lassen; ja heilige Tausend, ich möchte nur wissen, ob denen nicht der Herrgott die Füße erschaffen hat!

Lebe recht vernünftig; schätze es hoch, im Sonnenlicht dein Tagwerk vollbringen zu können; verdirb nicht selbst die gute Luft, welche du einatmen kannst, und sei nicht frevelhaft gegen deinen Körper, indem du mehr von ihm verlangst, als er zu leisten vermag, oder mit anderen Worten: Handle nicht unvernünftig gegen dich selbst!

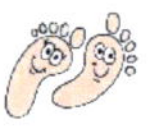

Ich habe Fräulein kennen gelernt, die freilich ganz gelungene Exemplare nach den Mode-Journalen waren; wenn ihnen aber etwas auf den Boden fiel, so waren sie nicht imstande, sich rasch zu bücken und den Gegenstand vom Boden aufzuheben, weil der Körper sie nicht mehr tragen wollte.

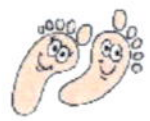

Kinder, welche bereits stehen und gehen können, wissen sich schon selbst zu helfen. Ohne alle Menschenrücksichten werfen sie die lästigen, die Füße quälenden Schuhe und Strümpfe von sich und sind ganz glückselig, besonders zur Frühjahrszeit, wenn man sie frei herumtummeln lässt.

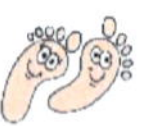

Nochmals sage ich:
lasse man wenigstens den noch nicht
verbildeten Kindern ihre Freude!

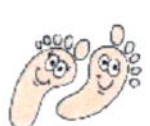

Vom Barfußgehen ist auch der Adel nicht ausgenommen.

Geschwollene Füße kommen auch bei Leuten vor, welche recht viel stehen, wenig Bewegung machen und deshalb an Korpulenz zunehmen.

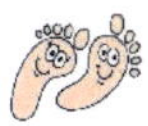

Bei Spaziergängen sollte man sich Zeit nehmen, Kräuter für die kleine Hausapotheke zu sammeln!

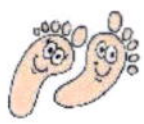

Glücklich ist derjenige, welcher seine Füße für jede Temperatur abgehärtet hat, unglücklich aber der, dessen Füße und Körper ganz oder teilweise verweichlicht sind.

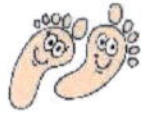

Helle und Sonnenlicht tragen zu einer guten Stimmung im Menschen bei. Ich empfehle den Grundsatz zu beachten: Wer im schönsten Sonnenschein lebt und sich bewegt, wird den gesunden Körper bewahren.

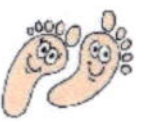

Sollte jemand gar keine Gelegenheit zu körperlicher Arbeit finden, so möge er in der Zimmergymnastik Ersatz suchen.

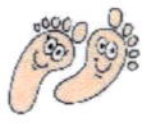

Unglücklich der Mensch, dem jeder Windhauch, jedes Lüftchen die Lunge, den Hals, den Kopf verdreht, der das ganze Jahr aufmerken muss, wie heut und morgen die Windfahne gerichtet ist.

Das natürlichste und einfachste
Abhärtungsmittel bleibt das Barfußgehen.

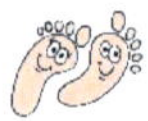

Der beste Weg zur Gesundheit ist der Fußweg.

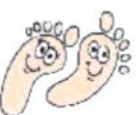

Der Schuh ist eine Fußverkümmerungsmaschine.

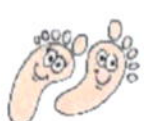

Das Barfußgehen ist nicht bloß für
die Landleute gut, sondern es ist noch viel mehr
den Städtern zu empfehlen.

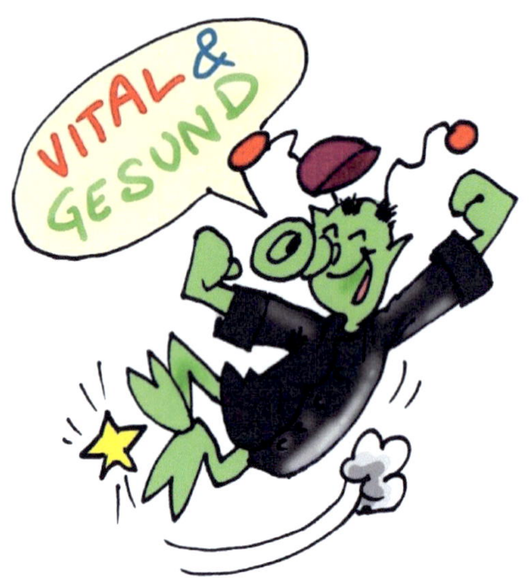

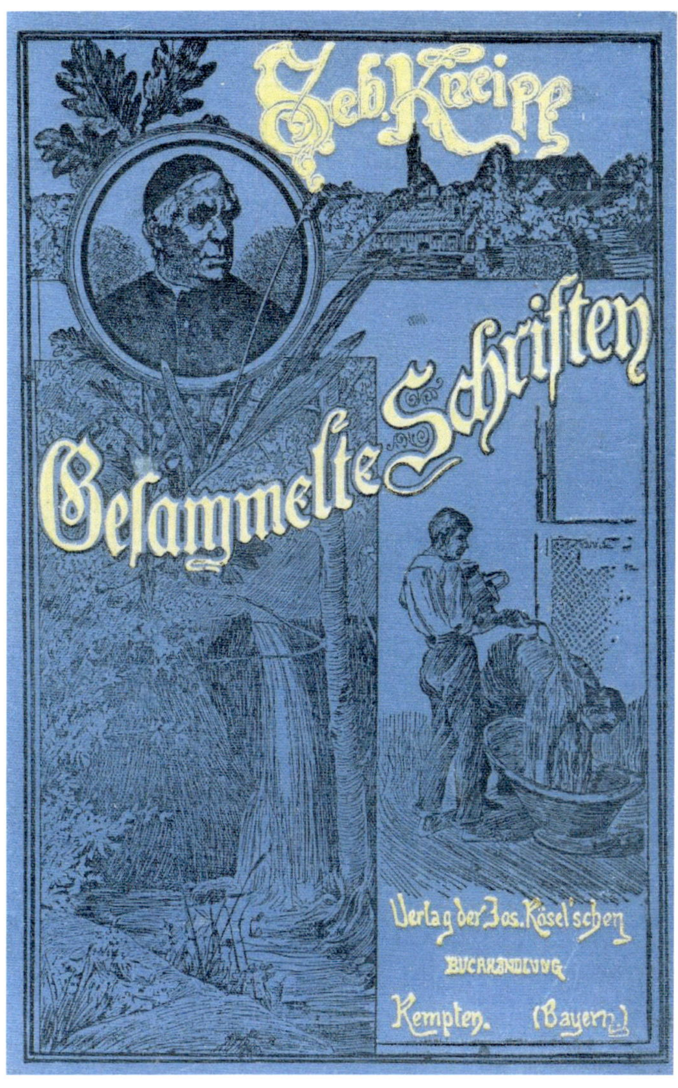

Cover zur 4-bändigen Buchreihe „Sebastian Kneipps Gesammelte Schriften“, Kempten 1886-1898

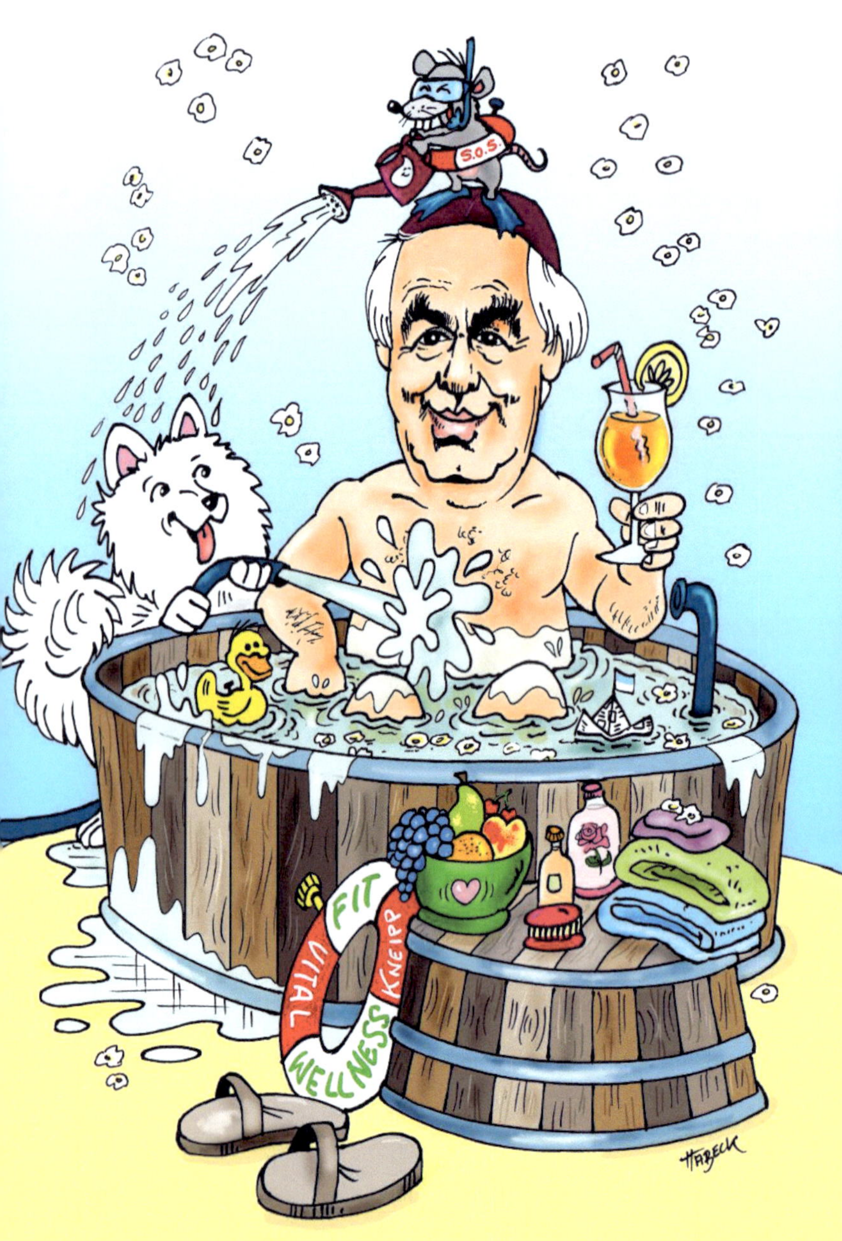
S.O.S.
FIT
KNEIPP
VITAL
WELLNESS

Gesundheitssäule 2:

Wasser

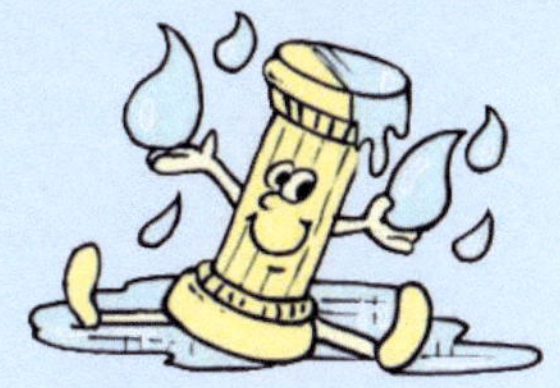

Wasser ist Leben! Es ist nicht nur unser wichtigstes Grundnahrungsmittel, auch der Mensch besteht zum größten Teil aus Wasser. Es spielt bei allen Lebensprozessen im Körper eine wesentliche Rolle und hat großen Einfluss auf unser Wohlbefinden.

Die positive Wirkung des Wassers zur Linderung verschiedenster Beschwerden, fand Sebastian Kneipp am eigenen Leib bestätigt. Als junger Theologie-Student litt er an Tuberkulose und unternahm im Selbstversuch drei Mal in der Woche Halbbäder in der kalten Donau. Bald fühlte er sich frischer, erholter und nach drei Jahren regelmäßiger Wasseranwendungen war die Krankheit verschwunden.

In der Folge begann Kneipp – mittlerweile zum Priester geweiht – seine „Wasser-Erkenntnisse" auch an Patienten anzuwenden. Die Heilkraft seiner Hydrotherapie im Wechselspiel aus Kalt- und Warmreizen zur Stärkung des Immunsystems, hat sich in der Medizin bewährt. Sie ist die bekannteste Säule der Kneipp-Philosophie und kombiniert Wassertreten, Wechselgüsse, Waschungen, Wickel, Dampfbäder und weitere Anwendungen, die das Immunsystem stärken.

Müde ging ich ins Wasser, gestärkt wieder hinaus!

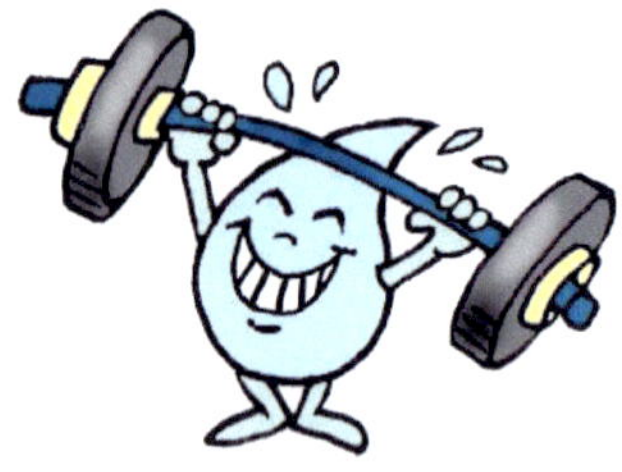

Wir haben auf der Erdoberfläche zwei Drittel Wasser und ein Drittel Land; das ist ein merkwürdiges Verhältnis, und ich meine, der liebe Gott hat nicht umsonst mehr Wasser gegeben.

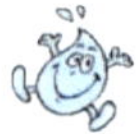

Wird die Ganzwaschung bei einer Krankheit angewendet, so soll sie fortgesetzt werden, bis der Kranke vollständig gesund ist; dann aber soll sie nur mehr jeden dritten oder vierten Tag stattfinden.

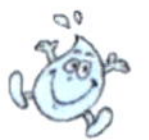

Die bei mir zur Anwendung kommenden Wasserheilmittel teilen sich in: Aufschläger, Bäder, Dämpfe, Gießungen, Waschungen, Wickelungen und Trinken des Wassers.

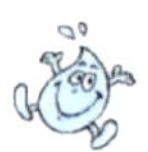

Das Wasser ist richtig angewendet, das unschuldigste Heilmittel.

Wie kann man vielen Krankheiten vorbeugen? Wie kann man so manche vorzeitigen Todesfälle verhüten? Wenn es für mich ein Heilmittel gibt, so wird es das Wasser sein.

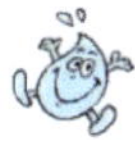

Die beste Abhärtung ist der beste Schutz, wie sie auch das erste Heilmittel ist, und die Abhärtung kann nur durch das kalte Wasser erreicht werden.

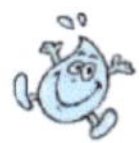

Je kürzer und kälter die Anwendung, umso stärker der Reiz.

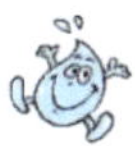

Dreißig Jahre habe ich sondiert und jede einzelne Anwendung an mir selbst erprobt. Dreimal – ich gestehe es offen – sah ich mich veranlasst, meine Wasserverfahren zu ändern, von der Strenge zur Milde herabzusteigen.

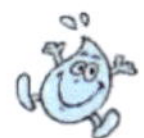

Ist das Wasser für den gesunden Menschen ein vorzügliches Mittel, seine Gesundheit und Kraft zu erhalten, so ist es auch in der Krankheit das erste Heilmittel; es ist das natürlichste, einfachste, wohlfeilste und, wenn richtig angewendet, das sicherste Mittel.

Dem Baum in der freien Natur kann es gleichgültig sein,
ob Sturm, ob Windstille, ob Hitze, ob Kälte herrscht.
Er trotzt Wind und Wetter, er ist abgehärtet.
Der Gesunde probiere unser Bad,
er wird dem starken Baume gleichen.

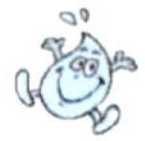

Der Knieguss ist der Freund der Füße,
er schickt dem Herzen viele Grüße, und bittet es
daran zu denken, auch in die Beine Blut zu lenken.

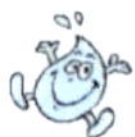

Beim Guss halts Maul, sonst ist die Wirkung faul.

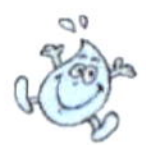

Einen Pfuscher heiße ich den, der etwas können soll
und es nicht kann oder der etwas heilen will
und kann es nicht oder verdirbt es noch mehr.

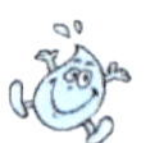

Lernt das Wasser richtig kennen,
und es wird euch stets ein verlässlicher Freund sein.

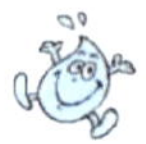

Die Ganzwaschung und die Teilwaschungen
wirken in einer Weise, dass viele Krankheiten
durch sie allein geheilt werden können.

Und wenn einst meine Wasserfreunde erfahren, dass ich in die Ewigkeit gewandert, dann sollen sie mir den Liebesdienst erweisen und in einem kräftigen Vaterunser einen kühlenden Strahl ins Fegefeuer nachsenden, allwo der Arzt der Ärzte die arme Seele in der Feuerkur zum ewigen Leben heilt und läutert.

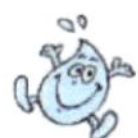

Als ich Pfarrer in Wörishofen wurde, da schaffte ich mir ein Kleidungsstück an, das ich seit jener Zeit hoch in Ehren halte: einen Regenmantel. Als „Meine Wasserkur" aufkam, wurden Schmähschriften der übelsten Sorte herausgegeben: Zeitungen aller Schattierungen und jeder politischen Richtung vereinigten sich gegen mich, der eine wollte dies, der andere jenes, da hab ich den Regenmantel besser zugezogen und hab's ablaufen lassen.

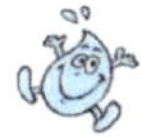

Wo Medikamente wenig oder gar nichts vermögen, kann mit Wasser der beste Erfolg erzielt werden; es ist deshalb nur schade, dass man das Wasser und die Anwendungen mit Wasser wenig kennt.

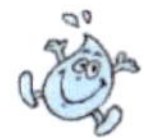

Alle Krankheiten können nicht geheilt werden, weder mit Medizin noch durch Wasser. Der Beweis aber ist gegeben, dass man mit Wasser heilen kann; und Fälle von Krankheiten wurden geheilt, bei denen Medizin und operative Eingriffe nicht von Erfolg gekrönt waren.

Stärkt euch täglich mit einfachen Kneipp-Anwendungen. Wechselduschen, Arm- oder Fußbäder vertreiben Unpässlichkeit und trainieren das Immunsystem.

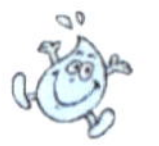

Leider ist nur zu wahr:
die Kopfpflege wird vielfach sehr vernachlässigt.
Man wäscht jahraus jahrein jeden Morgen sein
Gesicht und meint, damit sei es abgetan.
Damit ist es noch lange nicht abgetan!

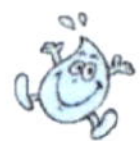

Man fragt sich:
Soll man ins Wasser hinein hüpfen
oder springen? Die Antwort lautet:
Man soll langsam ins Wasser hinein steigen.

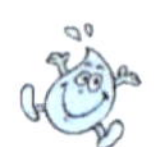

Man wird oft von seinem gewählten Wege abgezogen und auf einen anderen Weg gedrängt, den man eigentlich nicht gehen wollte. So ging es mir auch mit der Heilbehandlung durch Anwendung von Wasser.

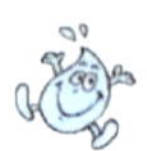

Das Wasser hat große Wirkungen, gewiss, es leistet mitunter Unglaubliches, aber wenn der Mensch nicht will, dann ist alles aus. Gegen Dummheit kämpfen Götter und Wasserströme vergebens.

Wer einen sprudelnden Brunnen zur Verfügung hat,
der halte beide Arme eine Minute unter denselben,
und ich werde ihm gewiss nicht den Vorwurf machen,
dass sein Armguss kein richtiger ist.

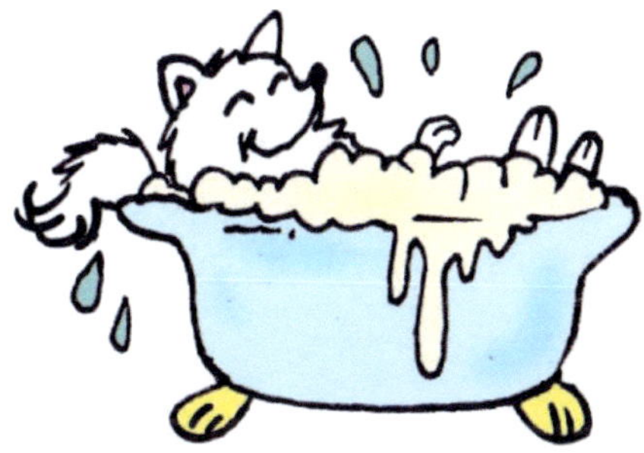

Um gesund zu bleiben,
muss sich der Mensch bewegen, schwitzen und soll
das Wasser in seiner mildesten Form gebrauchen.

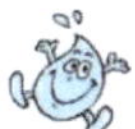

Das Wasser ist nicht böse, es ist ein liebliches,
ein freundliches Mittel der Besserung und Heilung.

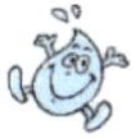

Solchen, die an Fußschweiß leiden,
empfehle ich warme Fußbäder nicht.

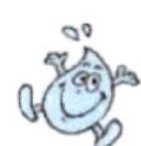

Ich will auch nicht der Erfinder der Wasserkur sein;
denn vor Jahrtausenden war das Wasser bereits Heilmittel.

Lernt das Wasser und seine Anwendungen
und Wirkungen richtig kennen und es wird euch
Hilfe bringen, wo Hilfe noch möglich ist.

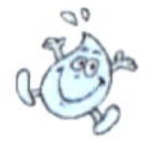

Man kann verschiedene Mittel empfehlen,
aber unter allen ragen besonders zwei hervor:
Erstens: Übungen der Körperkräfte.
Zweitens: Anwendung des Wassers.

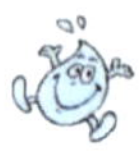

Das Wasser weckt, wenn es im Frühjahr und Sommer zur Erde niederfällt, überall neues Leben und Gedeihen, regt in der Pflanzenwelt alle Organe zu neuem Leben, zu erhöhter Tätigkeit an. Es erfrischt und belebt auch die Körperteile, welche alle zivilisierten Menschen täglich zu reinigen gewohnt sind. Sollte dies nicht ein Fingerzeig für den Menschen sein, dass das Wasser ebenso geeignet sein dürfte, die krankhaften Stoffe aus dem Körper auszuleiten, auszuwaschen, den Körper in seiner Gesamtheit zu erfrischen, zu beleben und zu stärken, den gesunden wie den kranken?

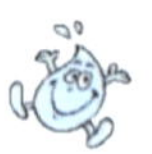

Ich bin der festen Überzeugung,
dass vielen Betthütern und Betthüterinnen
durch die einfachsten, mit Ausdauer und Pünktlichkeit
fortgesetzten Wasseranwendungen wieder
auf die Beine geholfen werden kann.

Das warme Wasser allein macht schlaff und verweichlicht, die abschließende kalte Waschung stärkt, härtet ab und sichert eine gesunde Körperentwicklung.

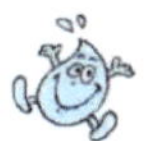

Wasser stärkt den Körper und seine Abwehrkräfte. Schützt vor Erkältungen und Infektionen. Löst auf und leitet aus. Wirkt anregend und aktivierend.

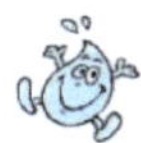

Wenn eine Feuersbrunst nicht mehr durch Wasser gelöscht werden kann, dann kann sie auch nicht durch Eisschollen gelöscht werden.

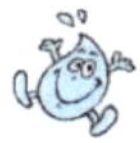

Nur nicht zu viele Wasser-Anwendungen! Nicht viele Anwendungen heilen, sondern die rechten Anwendungen und in der rechten Weise gemacht.

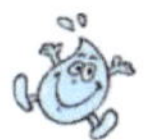

Wer das Gießen versteht, ist ein Künstler in der Heilkunde.

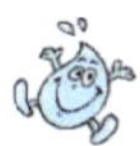

Wohl sehr groß ist die Zahl jener, die an Kurorten Befreiung von ihren Leiden suchen; aber noch weit mehr wollen zu Hause das Wasser anwenden.

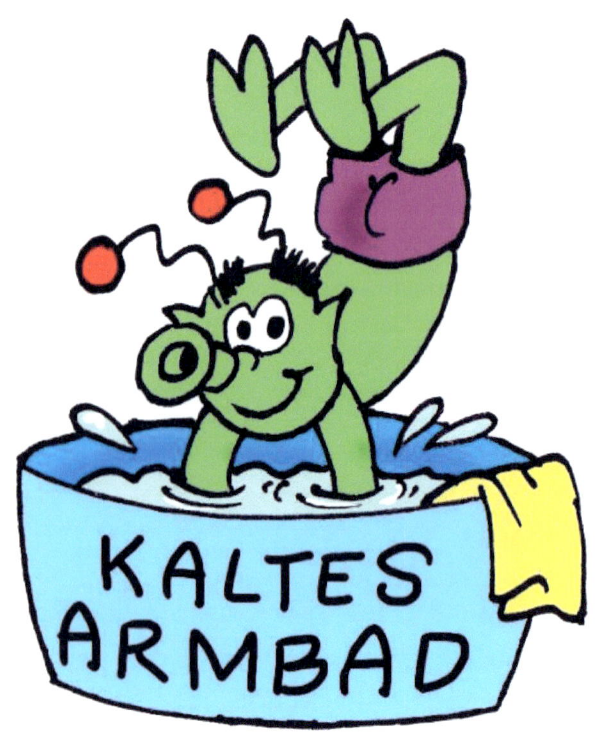
KALTES
ARMBAD

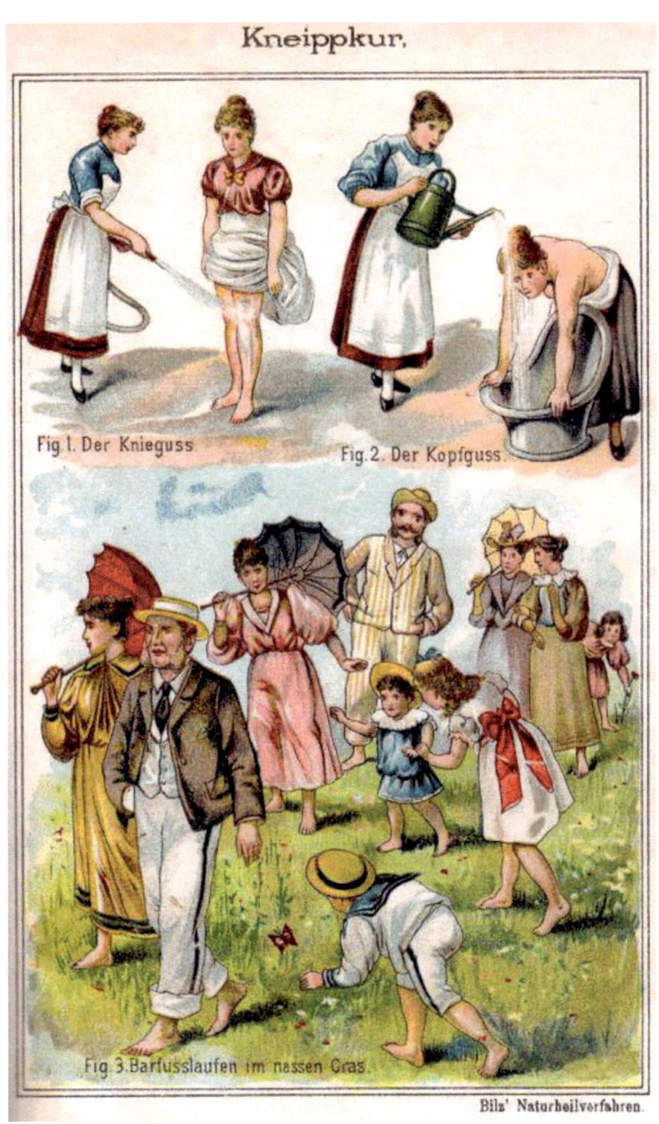

Kneippkur, Illustration aus dem Jahre 1894

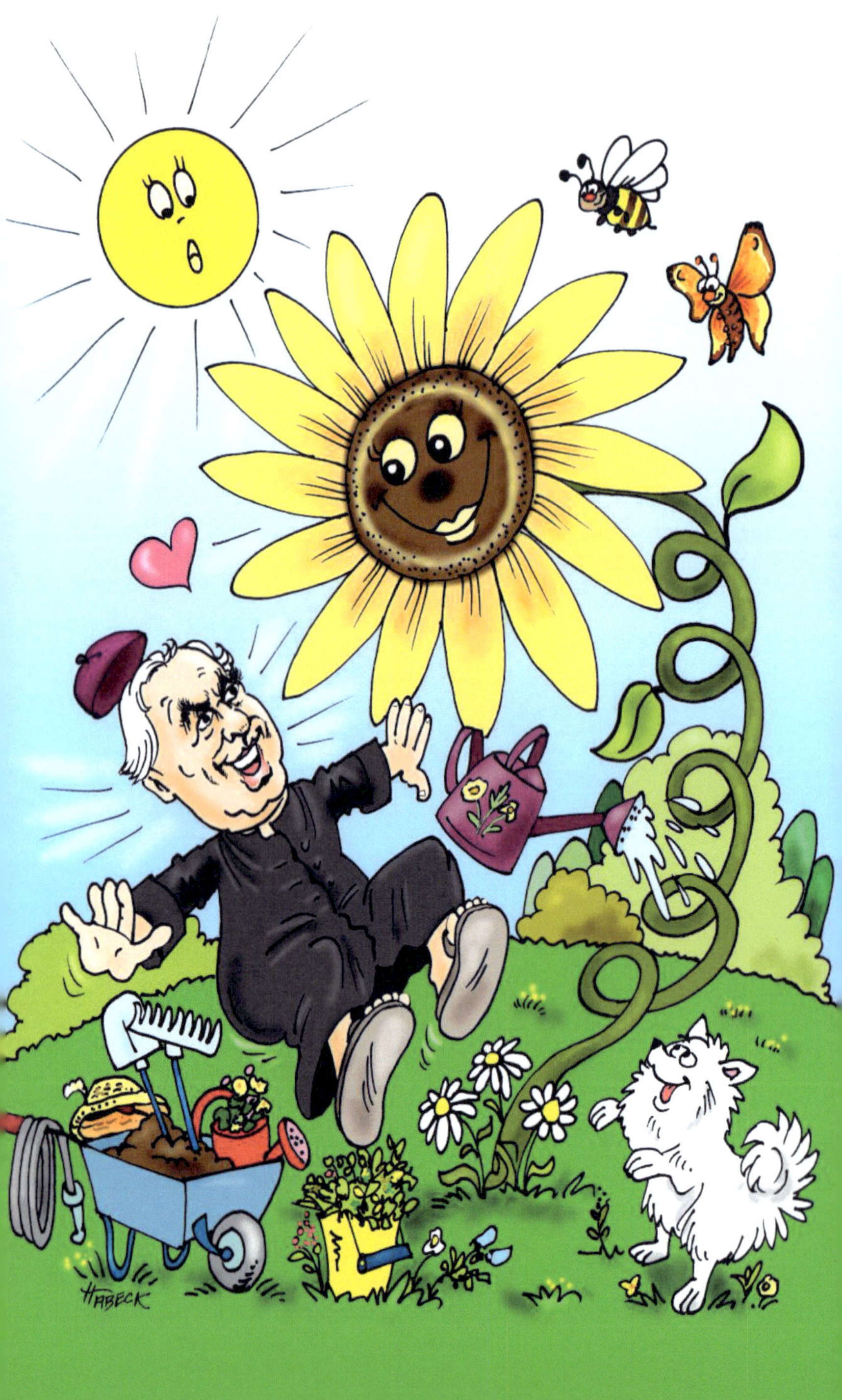
HABECK

Gesundheitssäule 3:

Heilkräuter

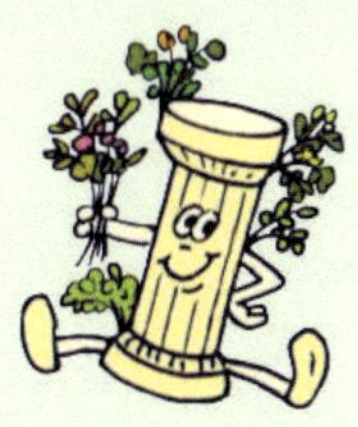

Mutter Natur hält viele Schätze für unsere Gesundheit bereit. Der Volksmund weiß, dass gegen fast jede Krankheit ein Kraut gewachsen ist. Davon war auch Sebastian Kneipp überzeugt. Er erforschte die Heilkraft der Pflanzen genauer und machte ihre Wirksamkeit zu einem weiteren zentralen Bestandteil seiner ganzheitlichen Lehre. Dabei half ihm das traditionelle Heilkräuterwissen aus heimischen Klostergärten.

Seinen Patienten verabreichte Kneipp in Kombination oder als Ergänzung zum Wasserheilverfahren pflanzliche Heilmittel in vielfältiger Anwendung. Innerlich in Form von Kräutertees, Säften, Gewürzen und Dragees; äußerlich bei Dämpfen und Inhalation oder als ätherische Öle und Salben. Kneipp-Freunde schätzen vor allem wohltuende Wickel- und Badezusätze.

Die Wirksamkeit pflanzlicher Arzneien aus der Natur ist längst wissenschaftlich belegt. Die zumeist milden Wirkungen erlauben lange Anwendungen ohne schädliche Nebenwirkungen. Natürliche Früchte- und Kräutertees sind eine wohlschmeckende und gesunde Alternative zu Energy-Drinks und künstlichen Süßstoff-Getränken. Noch dazu für wenig bis gar kein Geld!

Unser Herrgott hat für jedes Leiden ein Kräutlein wachsen lassen.

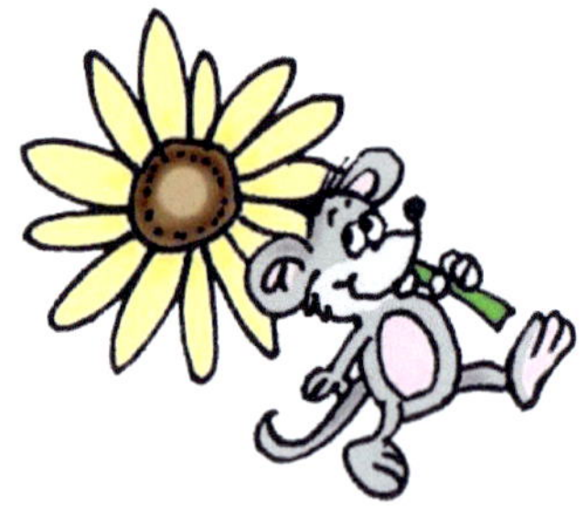

Das Wasser sei des Schöpfers erste Apotheke, die Heilkräuter die zweite.

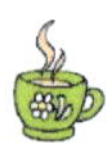

Seht, so großes kann ein einfaches Kräutlein bewirken; wir gehen daran vorüber und beachten es kaum oder nicht. Jedes einzelne Kräutlein hat seine eigene individuelle Wirkung.

Man kann allgemein sagen: was am Sonnenlicht aufwächst, entwickelt sich gesund, kräftig und vollständig; was in der Dunkelheit wächst, ist und bleibt verkümmert.

Pflanzt man, was man essen kann, warum soll man nicht auch pflanzen, was heilen kann?

Sonnenblumen erwarten die Sonne am Morgen und bleiben ihr zugewandt bis sie untergeht.

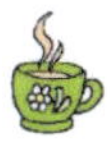

Lange Jahre hindurch habe ich sondiert und geprüft, getrocknet und zerschnitten, gesotten und gekostet. Kein Kräutchen, kein Pulver, das ich nicht selbst versucht und als bewährt befunden habe!

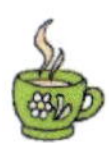

Mit diesen zwei Mitteln, Wasser und Pflanzen, wird man verbessern können, was an der Gesundheit der Menschen verdorben wurde.

Die früheren Generationen behaupteten, junge Leute sollten ja nicht viel Honig essen, er sei für sie viel zu stark; den Alten dagegen helfe er nochmals auf den Gaul.

Gegen das aber, was man im Überfluss hat, wird man gleichgültig; daher kommt es auch, dass viele hundert Pflanzen und Kräuter für wertlose Unkräuter gehalten und mit den Füßen zertreten werden, anstatt dass man sie beachtet, bewundert und gebraucht.

Ringelblume: Ihre Salbe bringt Linderung an Wundstellen und Entzündungen – wie auch das vertrauensvolle Gebet manche Wunden heilt.

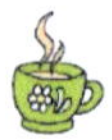

Mit jedem Schritt und Tritt, welchen wir in der Natur machen, begegnen wir immer wieder Pflanzen, die für uns höchst nützlich und heilbringend sind.

Es ist eine reichliche Menge von Mitteln vorhanden, man muss aber die richtige Zusammensetzung wissen, dann kommt man damit zurecht.

Nichts der Natur abzwingen wollen, sondern ihr an die Hand gehen, sie freundlich stützen und durch kleine Hilfsmittel einladen, dass sie selbst und freiwillig den Dienst tut.

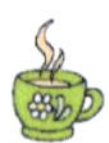

Fast sämtliche meiner Tees und Extrakte, Öle, Pulver, rühren von früher geachteten, jetzt vielfach verachteten, spottbilligen Heilkräutern her, welche der liebe Herrgott im eigenen Garten, auf freiem Felde, manche ums Haus herum an abgelegenen und versteckten Stellen wachsen lässt, Heilkräuter, die meistens keinen Pfennig kosten.

Wermut kuriert den Magen,
scheidet die schlechten Stoffe aus,
seine Bitternis heilt.

Junge Bäume, die man in den Garten setzt, brauchen viele Jahre hindurch eine feste Stütze und müssen fleißig beschnitten werden, damit sie nicht zu Grunde gehen oder ausarten. Eine solche Stütze müssen die Eltern für die Kinder sein, und sie müssen auch die verschiedenen Auswüchse des Bösen abschneiden.

Arnika (Arzneipflanze, auch Bergwohlverleih genannt) ist nicht mit Gold zu bezahlen – in vielen Fällen hilft sie rasch und schmerzlos.

Vor allem soll in der Hausapotheke große Ordnung sein. Jeder Fremde, welcher dieselbe bisher nie gesehen, muss im Augenblick jedes Fläschchen, jeden Tee finden.

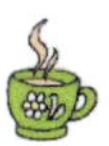

Die Brennnessel wird unter den Pflanzen am meisten verachtet. Manche zartbenervten Seelen sticht und brennt es schon, wenn sie nur diesen Namen hören.

Schafgarbe gilt als Lungen-Heilmittel
und symbolisiert Hoffnung.

Rosmarin tut dem Herzen gut.
Mit Rosmarin kommen die Brautleute an den Traualtar,
darin liegt die Symbolkraft der Liebe.

Diese Kräutlein, welche bei den Alten in so hohem Ansehen standen, sind heute teils verachtet, teils vergessen; nur noch einzelne werden von den einfachen Leuten als sogenannte Hausmittel gesucht und gebraucht.

Das Harz ist das Blut der Tanne, der Fichte,
und wenn ein solcher lebenskräftiger Baum ins Fleisch hinein verletzt wird, so blutet er oft ganz gewaltig.

Alles, was ich in meiner Apotheke empfehle, ist für arme Leute nicht schwer zu bekommen, da die Kräutlein in Gottes freier Natur wachsen, somit leicht gesammelt, getrocknet und zu Tee bereitet werden können.
Gegen den Tod ist allerdings noch kein Kräutlein erfunden, und auch das Wasser hat kein Privilegium.

Die großen Wirkungen von Johanneskraut führte man früher auf dessen Namen Hexenkraut zurück.

Um Jakobi herum gehen die Kinder so gerne in die Wälder. Die Heidelbeeren sind reif, eine Leibspeise für die jungen Springinsfelde. Auch alte Kinder lassen sich die Beeren recht gut schmecken.

Das Aussehen täuscht gar oft; auch beim Wegwart ist es so; denn sein Inneres ist golden.

Meine Mittel brauchen das hellste Tageslicht nicht zu scheuen. Jeder prüfe und wähle das Beste!

Mistel: Diese Schmarotzerpflanze, die insbesondere auf alten Bäumen gut gedeiht, ist gleichwohl eine treffliche Heilpflanze.

Tausendguldenkraut: Welche merkwürdigen Namen unsere Voreltern manchen Kräutchen beilegten! Sie kannten eben noch deren Wert.

Der liebe Gott hat so gut gesorgt und jeder Pflanze ihren Platz angewiesen, wo sie am besten gedeihen kann.

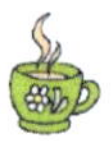

Melisse beruhigt die Nerven,
schafft das Bewusstsein eines guten Gewissens.

Dass im Baldrian etwas Besonderes stecken muss,
darüber belehren uns die Katzen, die er durch
seinen Geruch so anzieht, dass sie sich
auf seinem Kraute wälzen.

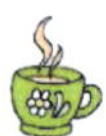

Giftpflanzen vollends habe ich grundsätzlich übergangen.

Die Natur ist die beste Apotheke.

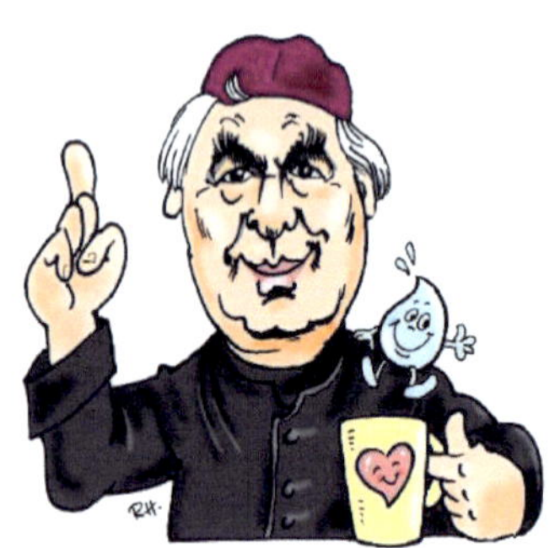

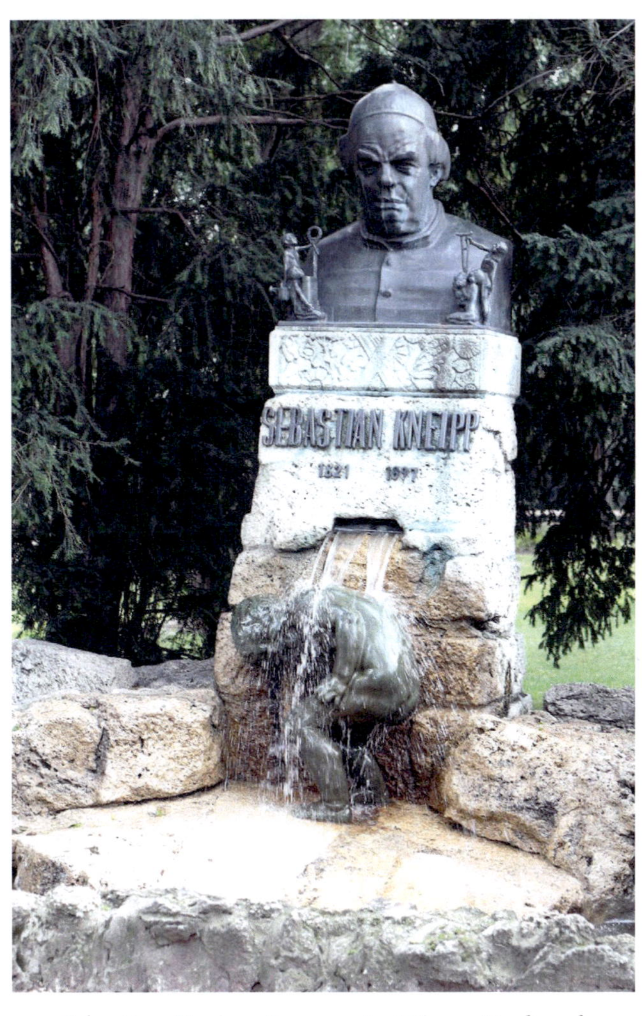

Sebastian-Kneipp-Brunnen im Wiener Stadtpark

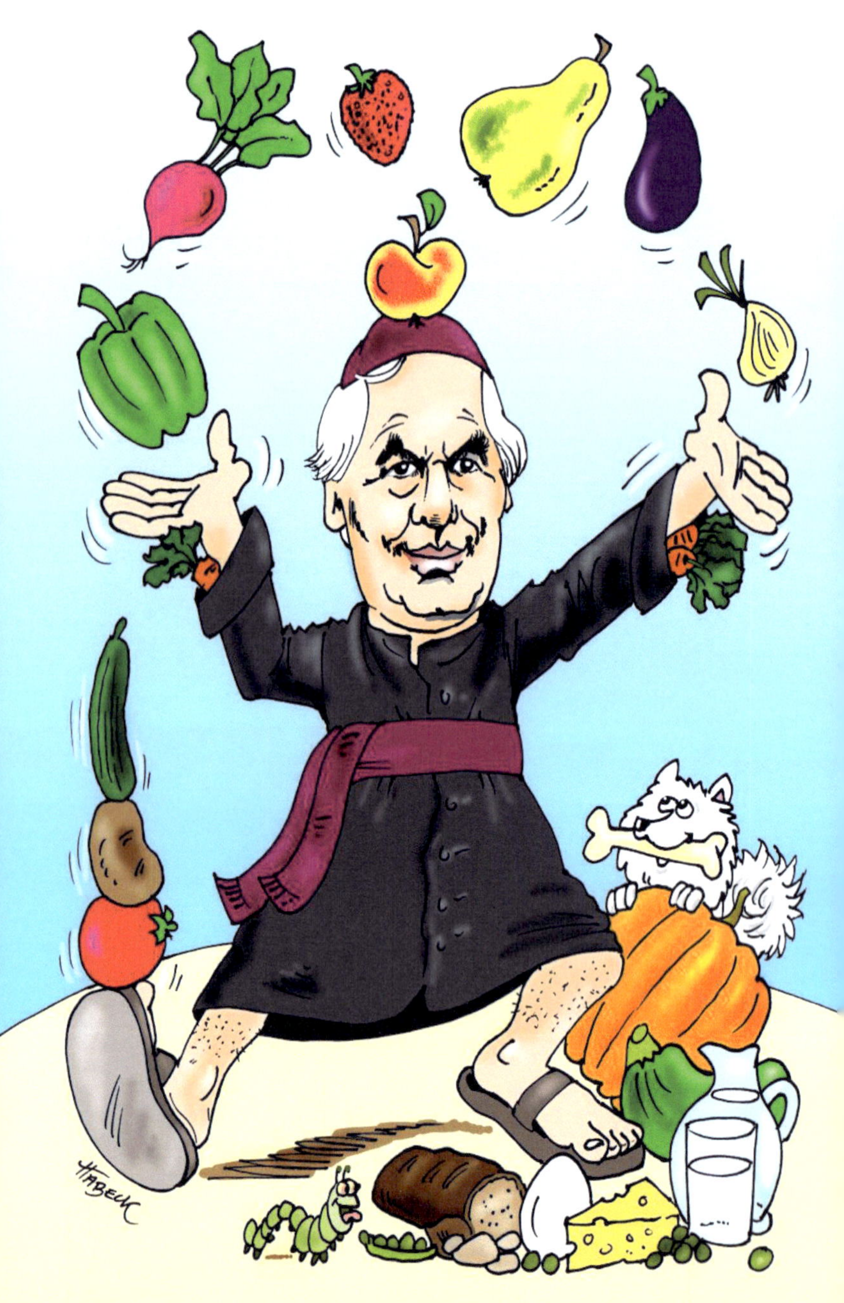
HABECK

Gesundheitssäule 4:

Ernährung

Der Mensch ist, was er isst, sagt man. Wie aber ernähre ich mich möglichst gesund? Fragt man schnell bei „Dr. Google“ nach, liefert das Internet Millionen von Antworten. Auch hier war Sebastian Kneipp seiner Zeit voraus. Er setzte schon im 19. Jahrhundert auf gesunde, ausgewogene und nahrhafte Ernährung, die aus möglichst frischen und biologisch angebauten Lebensmitteln besteht. Je naturbelassener, desto besser!

Die Kneipp-Ernährungs-Therapie empfiehlt, dass die Hälfte der täglichen Nahrungsmenge vitaminreiche Rohkost enthält: Obst, Gemüse, Salat, gekeimtes Getreide, Frischkornmüsli, Nüsse und Milchprodukte etc. Jahrelange ungesunde Ernährung kann zu „Zivilisationskrankheiten“ wie Diabetes, Rheuma etc. führen. Daher besser meiden: isolierte Zucker, gehärtete Öle, chemische Nahrungszusätze und übermäßigen Fleischkonsum. Eine Anregung, die mit der Vollwertkost der modernen Ernährungslehre übereinstimmt.

Was auch immer letztlich auf unseren Tellern landet – wir sollten es mit Genuss verspeisen. Oder mit den Worten von Sebastian Kneipp: „Die Gaumenlust ist es, die die halbe Welt in Bewegung setzt.“

Gesund durch ausgewogene, vitalstoffreiche, biologische Vollwertkost.

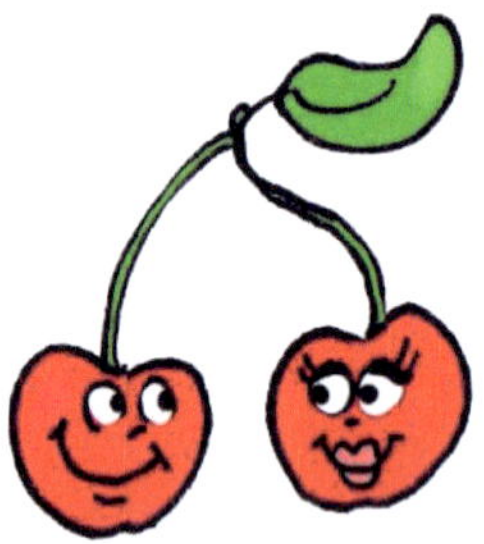

Für gewöhnlich reicht ein dreimaliges
Essen im Tage ganz gut aus.

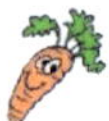

Genieße den Wein, so du echten hast, recht mäßig zur
Auffrischung und Erwärmung, glaube aber ja nicht,
dir durch reichlichen Weingenuss zu nützen.

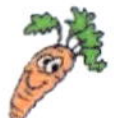

Es erscheint von größter Wichtigkeit,
dass der Leib, diese wunderbarste aller Wohnungen,
aus dem besten Material aufgebaut werde.

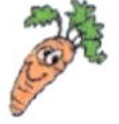

Schnaps erfasst nicht nur den Körper
und zerstört ihn, er versetzt auch die Geisteskräfte
in den erbärmlichsten Zustand.

Wie unbegreiflich wir Menschen uns in manchen Stücken benehmen, das zeigt so recht, wenn auch nur in einem kleinen, unscheinbaren Punkte, die Behandlung der Kleie. Jede Dienstmagd wirft die Kleie den Schweinen vor, die Kleie, die, ich möchte sagen, gesündere und kräftigere Nährstoffe enthält als das Mehl selbst.

Wenn du merkst, du hast gegessen,
hast du schon zu viel gegessen.

Mörder bekommen lebenslänglich; Nahrungsmittelfälscher sollten die gleiche Strafe bekommen – sie sind indirekte Mörder. Mancher stirbt darum, ohne dass man die eigentliche Ursache kennt.

Die Brennsuppe, die viel gesünder ist als Kaffee, ohne den viele meinen nicht leben zu können, ist heute verpönt.

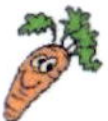

Weiß man nicht so recht, warum der Bauch drückt oder man sich einfach unwohl fühlt, kann dies unter Umständen auch an der Ernährung liegen. Hat man zum Beispiel zu viel Fettiges gegessen, kann es sein, dass das sauer aufstößt.

Freilich ist die vegetarische Kost im Großen
und Ganzen wohlfeiler als die Fleischkost.

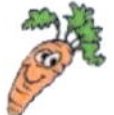

Wie der Bohnenkaffee zehrt, so nährt der Getreidekaffee;
wie die Bohnen aufregen, so beruhigen
die Getreidekörner.

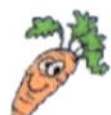

Lasst das Natürliche so natürlich wie möglich.
Die Zubereitung der Speisen soll einfach
und ungekünstelt sein; je näher die Speisen dem
Zustande kommen, in welchem sie uns von der
Natur geboten werden, desto gesünder sind sie.

Ich habe als Handlanger nie Bier getrunken,
mein Getränk war Wasser. Dabei war ich
so stark und kräftig wie ein Bär.

Wer seinen Zorn runterschluckt,
hat ihn noch lange nicht verdaut.

Ein Vielfraß wird nicht geboren, sondern nur erzogen.

Wer nicht mit den ganz Armen gegessen hat,
kennt die Kost der Armen nicht.

Wer hat nicht schon gesehen, wie nicht nur Hühner, sondern auch andere Haustiere Körnchen von Kalk oder Mörtel verschlucken? Und wer hat nicht schon gehört, wie es notwendig geworden ist, vor manchem Kinde die Schulkreide zu verstecken, weil es sonst dieselbe entwendet und mit leidenschaftlichem Behagen das Stück wie Zucker zerbeißt und isst? Sollte die Kreide bei manchen Zuständen dem Menschen in der Tat dienlich sein? Obige Vorkommnisse mahnen zu reiflichem Nachdenken.

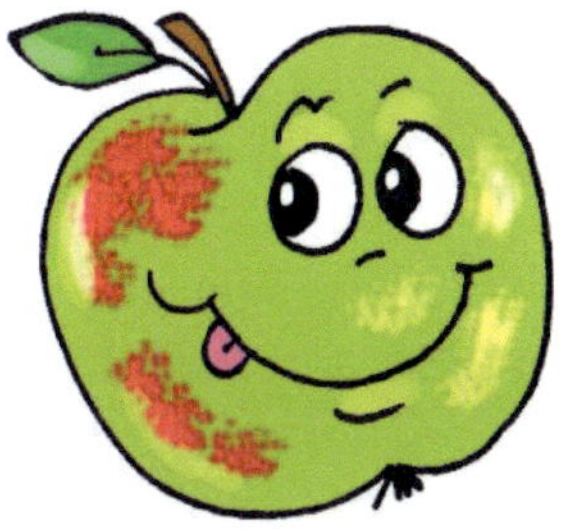

Man kann die Natur an alles gewöhnen,
auch, dass sie nach dem verlangt, was sie umbringt.

Ferner glaube ich behaupten zu können, dass die Leute, die mehr an Vegetabilien gewöhnt sind, hierdurch größere Vorteile für ihre Gesundheit haben.

Armer Magen, was sollst du nicht alles verschuldet haben! Neben dem Herzen und den Nerven bist du wohl der Hauptsündenbock!

Im Jahre 1855 wurden die Gurken wegen der Cholera aufs Strengste verboten. Ein Diener in einem Kloster, der sie so gerne gegessen, machte den Versuch, fast nichts als Gurken zu essen, um zu erfahren, ob sie wirklich schädlich seien. Es haben ihm weder die Gurken noch die Cholera geschadet.

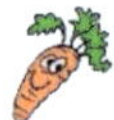

Jeder Karren braucht Schmiere – und der Körper Fett.

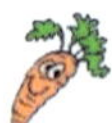

Wenn der Vater einer Krankheit oft unbekannt ist, die Mutter ist immer die Ernährung.

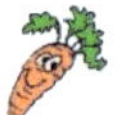

Wer gesund leben will und sein Dasein genießen will, der muss vor allem Erstens: geregelt leben – arbeiten, einen Lebenszweck haben. Zweitens: er muss sich vernünftig ernähren, nicht nur was die Wahl der Speisen betrifft, sondern auch was die Zeit des Essens angeht. Drittens: er muss Luft und Bewegung suchen, die gehören zu einem guten Gedeihen so notwendig wie die Nahrung selbst.

Das, was man in seiner Trägheit mit den Zähnen versäumt hat, müssen die Gedärme nachholen; und da diese keine Zähne haben, also nicht aktiv arbeiten können, wird selbstverständlich diese Arbeit eine viel schwerere und umständlichere sein.

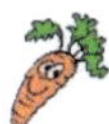

Die Speise, die du in dich aufnimmst, muss zuerst von den Zähnen gut verarbeitet werden, je gründlicher, desto besser – denn gut gekaut ist halb verdaut.

Wer dem warmen Wasser (als Getränk, Anmerkung des Autors) vor dem kalten, frischen Elemente den Vorzug gibt, wer wollte ihn tadeln oder gar verurteilen! Das ist Geschmacksache. Ich habe indessen durch Erfahrung gefunden, dass kaltes, lebendiges Wasser dieselben, wenn nicht sogar bessere Dienste tut. Ich für meine Person ziehe es jedem lauwarmen oder heißen Wasser vor. Jeder wähle, wozu ihn das Verlangen treibt.

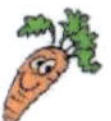

Der Weg zur Gesundheit führt durch die Küche, nicht durch die Apotheke.

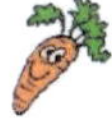

Saufe wöllet se alle,
aber sterben will keiner.

Die Nahrung ist nur dann zuträglich und gesund, wenn sie der Natur des Menschen zuträglich ist und von ihr verarbeitet wird.

Man lebt nicht, um zu essen und zu trinken, sondern man isst und trinkt, um zu leben.

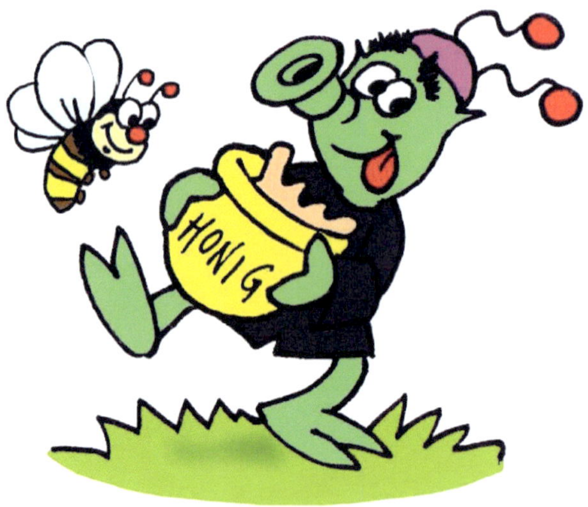

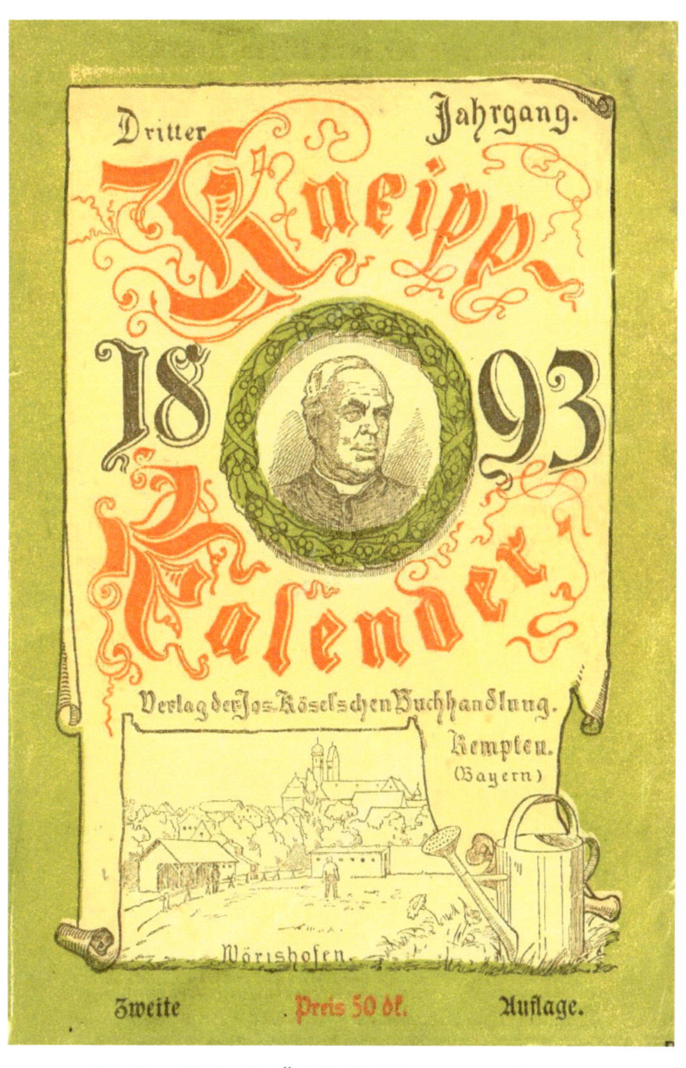

„Kneipp-Kalender“, jährlich herausgegeben von Sebastian Kneipp, Ausgabe 1893

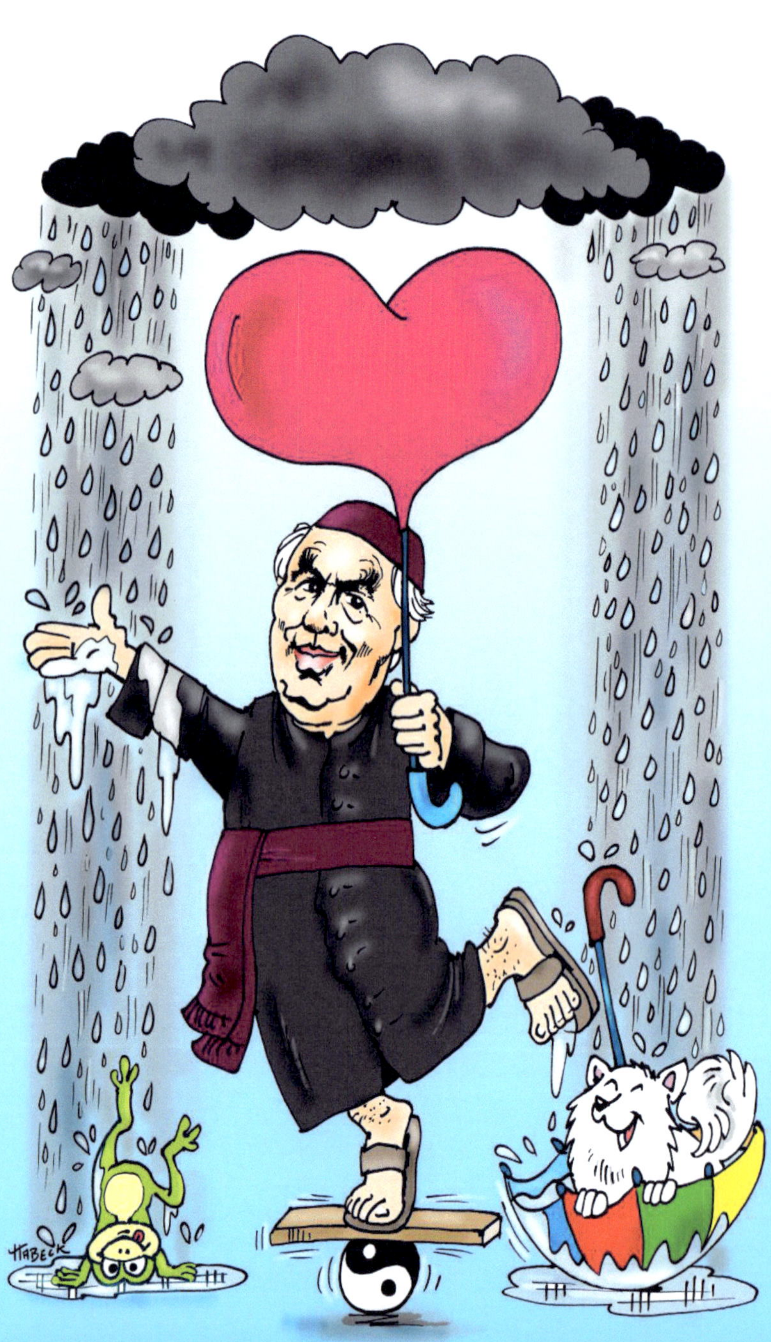
HABECK

Gesundheitssäule 5:

Lebensordnung

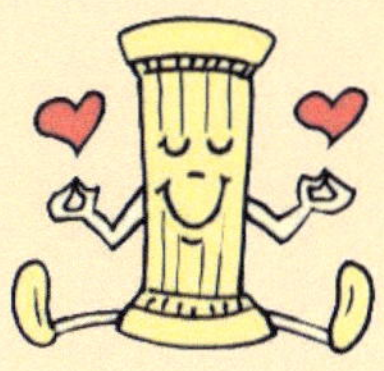

Die fünfte und letzte Säule der kneippschen Gesundheitslehre umfasst die gesamte Lebensführung, die ebenso Grundlage für alle anderen Säulen ist. Ein glücklicher Mensch lebt gesundheitsbewusst im Einklang mit den Gesetzen der Natur und sorgt im Alltag für eine vernünftige Balance zwischen aktiver Leistung und Erholung. Positives Denken, ökologisches Bewusstsein zum Erhalt einer sauberen Umwelt sind ebenso mit unserer Lebensordnung und Freude verbunden, wie soziale Hilfsbereitschaft und Nächstenliebe.

Hier war Sebastian Kneipp wiederum ein visionärer Vordenker, indem er eine ganzheitliche Gesundheitsförderung und Heilung lehrte. Der „Wasserdoktor" war sich sicher: für unser Wohlbefinden sind Harmonie und inneres Gleichgewicht unentbehrlich!

Deshalb werden in der anerkannten Kneipp-Methode „die biorhythmische Ordnung unseres Lebens ebenso beachtet, wie die Kräfte, die unsere Seele und unseren Geist stärken." Neue Energie tanken – wie? Oft genügt ein kleiner Glücksmoment: Der Lieblingsmusik lauschen, ein heiterer Gedanke, sich an ein positives Ereignis des Tages erinnern, ein fröhliches Lächeln, ein entspannendes Bad oder das Durchatmen bei einer guten Tasse Tee.

Erst als man den Zustand ihrer Seele kannte und da Ordnung hineinbrachte, ging es mit den körperlichen Leiden auch besser. Sie bekamen mehr Ruhe und Zufriedenheit, kurz, sie fühlten sich besser.

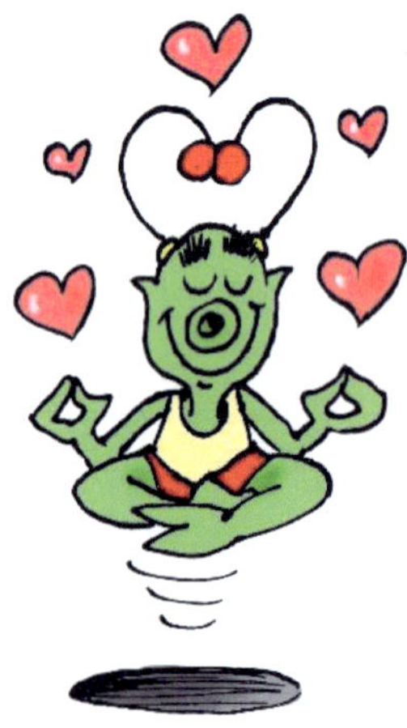

Warum sorgt ihr euch nur um euren Körper und nicht um eure Seele?

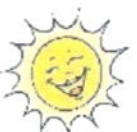

Man muss auf den ganzen Körper wirken, wenn man den Krankheitsstoff beseitigen will.

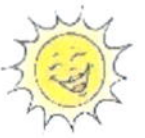

Die Menschheit ist weit von der einfachen, natürlichen Lebensweise abgewichen; sie hat in jeder Beziehung das Leben anders gestaltet, als es sein sollte.

Erst als ich daran ging, Ordnung in die Seelen meiner Patienten zu bringen, hatte ich vollen Erfolg.

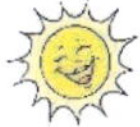

Wenn die Menschen nur halb so viel Sorgfalt darauf verwenden würden, gesund zu bleiben und verständig zu leben, wie sie heute darauf verwenden, um krank zu werden, die Hälfte der Krankheiten bliebe ihnen erspart.

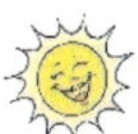

Glücklich der Mensch, der es versteht und sich bemüht, das Notwendige, Nützliche und Heilsame mehr und mehr sich anzueignen.

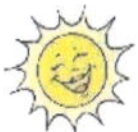

Es muss das Gleichgewicht hergestellt werden zwischen der Lebensweise und dem Verbrauch an Nervenkraft.

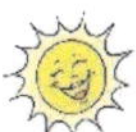

Kaum irgendein Umstand kann schädlicher auf die Gesundheit wirken als die Lebensweise unserer Tage: ein fieberhaftes Hasten und Drängen aller im Kampfe um Erwerb und sichere Existenz.

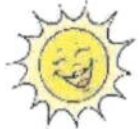

Mich leitet kein irdisches Interesse, nur das Mitleid mit meinen leidenden Mitmenschen.

Ich lobe den Fortschritt in vielen Wissenschaften und freue mich desselben. Aber nicht alles ist auch in Wahrheit Fortschritt, was diese modern klingende Aufschrift trägt.

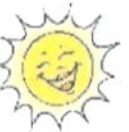

Den Abgehärteten greift nichts an, den Verweichlichten bringt jedes Blatt Papier in Aufregung.

Mein ganzes Unternehmen ist für alle Menschen bestimmt, und mein höchster Wunsch ist nur der, dass alle Menschen in die einfache Lebensweise eindringen, sich mit derselben begnügen, dabei glücklich werden und auch Mitmenschen behilflich sein möchten.

Von mir wird, wer arm ist, behandelt wie ein Millionär.

Wer selbst in Not und Elend saß, der weiß Not und Elend des Nächsten zu würdigen.

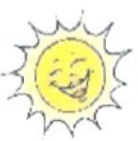

Es ist kein Wunder, wenn Krankheiten so viele Opfer fordern, denn die Menschheit ist weit von der früheren, einfachen, natürlichen Lebensweise abgewichen.

Bei der Kneipp-Kur soll jeder Arzt mehr
oder weniger auch Seelenarzt sein.

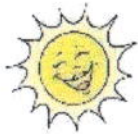

Wer nicht jeden Tag ein wenig Zeit für
seine Gesundheit aufbringt, wird einmal viel Zeit
für seine Krankheit aufbringen müssen.

Häufig genug kommt es vor, dass körperlich
Kranke noch viel kränker sind an der Seele.

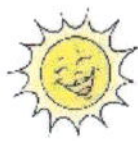

Sollte mir gesagt werden, es sei doch nicht mein Beruf,
die Leute zu kurieren, so sage ich darauf: Der Samariter
war auch kein studierter Doktor und kurierte doch den,
der unter die Räuber gefallen und von diesen halb tot
geschlagen worden war – und es genierte ihn gar nicht,
dass seine Landsleute ihn vielleicht tadeln würden
wegen seiner barmherzigen Liebe.

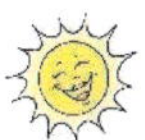

Wer bemüht ist, sein eigenes Glück zu suchen,
der ist auch Mitmenschen gern behilflich dabei.

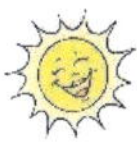

Not lehrt beten – und seinen Verstand gebrauchen.

Alles will gesund und kräftig sein und lange leben, aber tun will man nichts; da lässt man alles gehen, was dazu verhelfen könnte; so töricht lebt und handelt man. Wenn dann aber das Übel da ist, wenn einem das Messer an der Kehle sitzt, dann kommt das Ach und Weh.

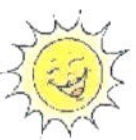

Unser Leben hat die Aufgabe, dem Schöpfer nachzuweisen, dass wir seinem Willen nachgekommen sind.

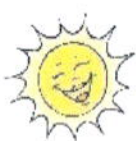

Die Mittel, welche das natürliche Heilverfahren beansprucht, beruhen in Licht, Luft, Wasser, Diät, Ruhe und Bewegung in ihren verschiedenen Anwendungsformen. Dinge, die, wenn sie normal vorhanden, den gesunden Organismus gesund erhalten und wieder gesund machen können, wenn er erkrankt ist.

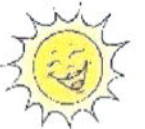

Der Mensch ist ein gefallenes Geschlecht, aber der Mensch ist auch ein begnadetes Geschlecht.

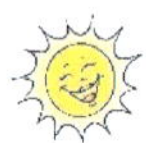

Ein Grundfehler liegt darin, dass die meisten Menschen gerade das für gut halten, was ihnen am angenehmsten erscheint, dabei aber das wirklich Gute vergessen.

Tut früh genug etwas für eure Gesundheit, damit größere Übel sich nicht so leicht einstellen.

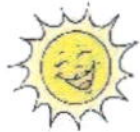

Landleuten, welche mit Taschenuhren nicht versehen sind oder mit denselben auf gespanntem Fuße stehen, rate ich immer, sie sollen auf eine Minute zwei Vaterunser rechnen.

Alles ist nervös, die ganze Welt, die Kinder im Kissen schon und die alten Weiber noch hinter dem Ofen; es ist eben alles erkünstelt. Oh, wenn die arme gequälte, sieche Menschheit doch einmal zur Einsicht kommen wollte, dass nur in der Rückkehr zur Natur eine Rettung und Wendung zum Besseren möglich sei!

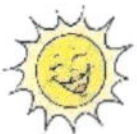

Glaubt mir: Der Herrgott hat in seinen Naturgesetzen gut gesorgt, wenn der Mensch nur danach lebt!

Der Mensch soll nicht nur zu seinem Schöpfer Flehen um Gesundheit und langes Leben, sondern er soll seinen Geist gebrauchen, um die Schätze zu finden und zu heben, welche der allgütige Vater in die Natur hineingelegt hat, als Heilmittel für vielfache Leiden des Lebens.

Dass ein Zuwenig zu Problemen mit der Gesundheit führen kann, ist leicht erklärt, aber auch ein Zuviel kann sich negativ auswirken. Hebt man zum Beispiel zu viel an Gewichten, kann sich das auch eventuell schlecht auf die Gelenke auswirken.

Hat ein Arzt Religion, so hat das Volk zwei Mal Vertrauen; hat er aber keine Religion, so hat er weniger Vertrauen.

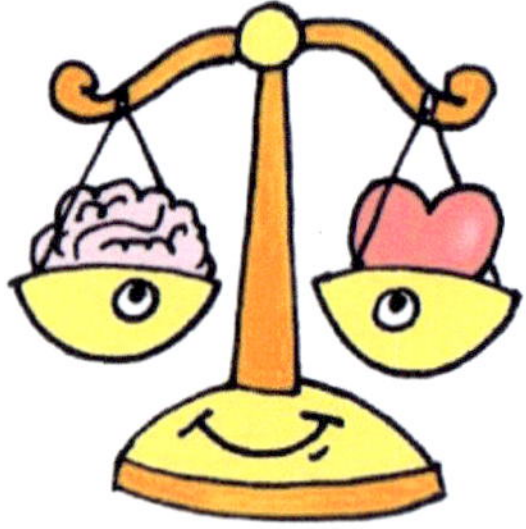

Wer nicht verzagen und verzweifeln will, den muss eine höhere Idee beseelen; der muss sich stets bewusst sein, dass das Erdenleben nicht der Endzweck unseres Daseins ist.

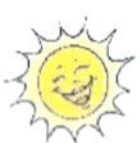

Ich hab als Bub vor zwei Dingen immer Angst gehabt: vor der Rute, weil die weh tat, und vor der Hölle. Es hat mich immer die Angst verfolgt, ich komme in die Hölle. Da war es mir eines Tages, als ob eine Stimme in mir sagte: Werde geistlich und du wirst gesichert sein! Seit der Zeit hat es mich ergriffen und hat mich nimmer losgelassen.

Was gibt es Schöneres als die Liebe zur Einfachheit?

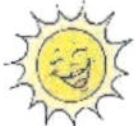

Welche Freude hat die Jugend, wenn sie zum ersten Mal die heilige Kommunion empfängt, und gewöhnlich bekommt man auf diesen großen Kinderfesttag auch ein Festkleid. Auch ich bekam einen neuen Festtagsrock; meine selige Mutter hatte ihren Hochzeitsrock dazu verwendet.

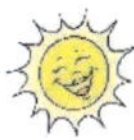

Grobe Hemden sind besser als ein Ofen.

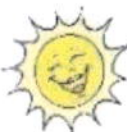

Jetzt ist freilich Wörishofen ganz umgewandelt. Die Bauern haben ihre Wohnungen für die Fremden eingerichtet, und außerdem ist eine größere Anzahl neuer Häuser gebaut worden, so dass jetzt genügend viele Wohnungen vorhanden sind.

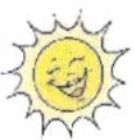

Seht, was mich so stark und ausdauernd macht, das ist die Schule, die mir vorausgegangen ist.

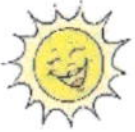

Im Maß liegt die Ordnung. Jedes Zuviel und jedes Zuwenig setzt anstelle von Gesundheit – Krankheit.

Dem Körper darf kein Hindernis in den Weg gelegt werden; er muss sich ausdehnen können, wie es im Naturgesetz angeordnet ist.

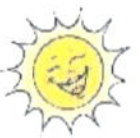

Einige Minuten, bevor die Uhr schlägt, kündigt sich's an.

Wer lang leben will muss die erste Aufmerksamkeit seiner Seele schenken, damit diese nicht krank wird; zweitens muss er sorgen, dass der Leib, so viel als möglich und notwendig ist, im besten Zustande erhalten werde. Wenn die erste Aufgabe gelöst ist, so sorgt für den Leib!

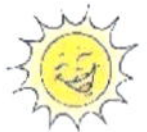

Wörishofen selbst ist ein schönes Dorf, in welchem die Gebäude in einem recht guten Zustand sind. Die Einwohner haben viele, aber recht magere Felder, und deshalb sind sie zum großen Teile mit Feldarbeiten in Anspruch genommen. Als nun die vielen Kurgäste kamen, schauten sie ruhig zu und bekümmerten sich gar nicht viel um dieselben, und damals wäre es ihnen lieber gewesen, wenn niemand gekommen wäre.

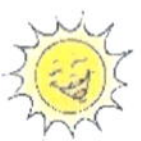

Wie manches, was auf der Erde getrieben wird, leicht begreiflich scheint, so gibt es auch vieles, das der Verstand nicht zu begreifen vermag.

Nicht alle Kranken sind in gleicher Weise unglücklich.

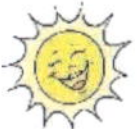

An Gottes Segen ist alles gelegen,
ist dieser dahin, ist alles dahin!

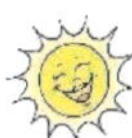

Die Weibspersonen stecken im Korsett wie ein Narr in seiner Zwangsjacke. Sie werden natürlich infolgedessen krank; dann laufen sie von einem Arzt zum anderen, die aber doch nicht helfen können. Und schließlich kommen sie nach Wörishofen, wo sie vor allem tüchtig ausgeschimpft werden.

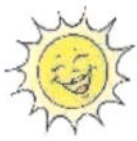

Vor allem sind drei Sünden der Menschheit zum Nachteil. Diese sind Verweichlichung, Eitelkeit, Genusssucht. Diesen drei Sünden will ich drei Tugenden entgegenstellen: Abhärtung gegen Verweichlichung, Einfachheit gegen die Eitelkeit und Genügsamkeit gegen die Genusssucht. Mit diesem Rezept könnte man alle Menschen glücklich und zufrieden machen und die soziale Frage, die keiner zu lösen imstande ist, würde von selbst gelöst werden.

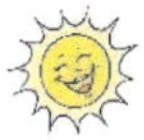

Je länger eine Glocke geläutet wird,
umso schöner wird der Ton.

Suchen wir auf der Welt keinen Himmel!
Wenn wir den Mühseligkeiten des Lebens
entlaufen wollen, geht es gar nicht!

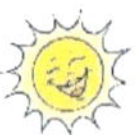

Ich bin gläubig; Wunder sind nur notwendig
für Leute, die nicht gläubig sind.

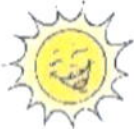

Ich will euch nur aufmerksam machen,
dass ihr jeder Zeit recht vernünftig lebt.

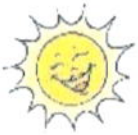

Gesundheit bekommt man nicht im Handel,
sondern durch den Lebenswandel.

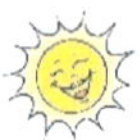

Das Licht des Glaubens wirft seinen erhellenden Schein
in das wirre Dunkel und zeigt, wie all die verschlungenen
Pfade weisen Zwecken dienen und sämtliche auf ein
vom allwissenden Schöpfer von Anfang an geplantes
und gestecktes Ziel hinführen. Wunderbar sind
die Wege der Vorhersehung.

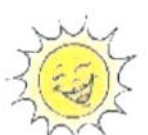

Bei mir heißt's: Wer nicht hören will,
soll da bleiben, wo es die Unwahrheit gibt!

Wer mit gerunzelter Stirne einem Feinde zur Versöhnung die Hand bietet, wird schwerer zu Werke kommen, als derjenige, der ihm mit freundlichem Antlitz und frohem Herzen die Hand reicht.

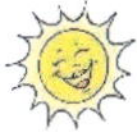

Nichts entehrt ein Haus mehr als Unreinlichkeit.

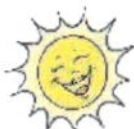

Will der Mensch gesund sein, ein langes Leben führen und die ihm von Gott gesetzte Bestimmung erfüllen, so muss er mit großer Sorgfalt sowohl den ganzen Körper wie auch die einzelnen Teile desselben pflegen.

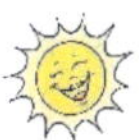

Die Schöpfung gleicht einem prächtigen Saal, wenn sie im Lichte der Sonne leuchtet.

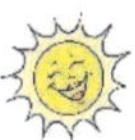

Aber etwas tun, dass man länger leben und gesund bleiben kann, das fällt niemanden ein. Man will eben nur nehmen, aber dem Körper selbst geben, was ihm gebührt, daran denkt keiner.

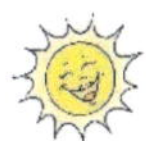

Je gesünder und kräftiger der menschliche Leib ist, umso frischer und leistungsfähiger wird auch sein Geist sein.

Selbst der ungläubigste Arzt und Naturforscher, auch für den Fall, dass er mit dem Seziermesser noch keine Seele gefunden hat, kann dem unnachahmlichen Menschengebilde die gerechteste und höchste Bewunderung nicht versagen.

Könnte ein Jeder vor seinem Sterben sein Leben schreiben, es wären so viele verschiedene Lebensbilder als Menschen selbst.

Wir haben nicht so viel Unnützes gelernt wie man den Kindern heute einpaukt – und drum haben wir das Glück gehabt, nicht so viel vergessen zu müssen und nicht so nervös zu sein wie die Schulkinder von heute. (heute meint: Ende des 19. Jahrhunderts, Anmerkung des Autors)

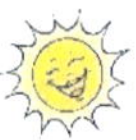

Ich befasse mich hauptsächlich nur mit jenen Menschen, welche entweder die Hilfe der zünftigen Medizin bereits erschöpft haben oder aber von den Ärzten aufgegeben sind.

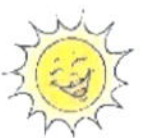

Toleranz und Hilfsbereitschaft im Umgang mit allen Mitmenschen, schaffen eine ausgeglichene lebenswerte Umgebung.

Kein Blatt am Baume ist dem andern absolut oder vollkommen gleich, viel weniger ein Menschenschicksal dem andern.

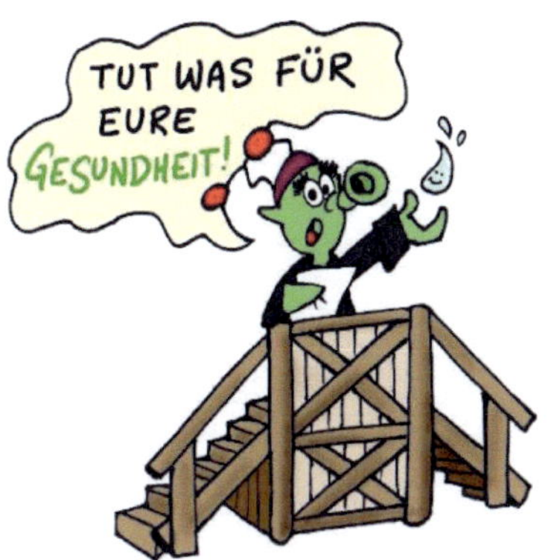

Es wird wohl wenige Menschen geben, welche den Durchfall nicht aus Erfahrung kennen gelernt haben.

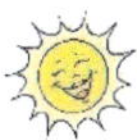

Ich denke mir immer:
für den Fisch ist der beste Ort das Wasser,
für den Vogel das herrlichste Heim die frische Luft
und die freie Natur; für mich das zuträglichste,
das günstigste Klima der Ort, an dem
Gottes Schöpferhand mich gebildet hat.

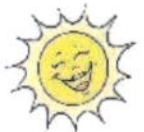

Üben wir uns in Bescheidenheit und Zufriedenheit. Freuen wir uns über die kleinen Dinge, versuchen wir deren Schönheit zu erkennen und betrachten wir die Natur mit allen Kreaturen als Geschenk.

Als Priester liegt mir vor allem das Wohl
der unsterblichen Seelen am Herzen.
Dafür lebe ich und dafür will ich sterben.

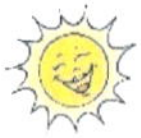

Was keinen Kampf kostet, taugt nichts.

Würden alle guten Lehren angenommen und befolgt,
so wäre die Erde längst schon der Himmel.

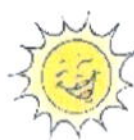

Wie eine Schlange im Grase oder Gerölle versteckt
auf ihre Beute lauert, so steckt und herrscht oft
schon lange die Schwindsucht (= Tuberkulose, Anmerkung
des Autors) im Körper, ehe sie sich zeigt.

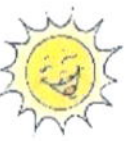

Alles zu seiner Zeit und alles im rechten Maß.

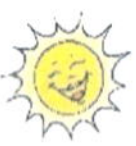

Eine gesunde Seele wohnt nur
in einem gesunden Körper.

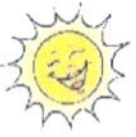

Wie doch die Zeiten sich ändern!

Heutzutage will jedermann einen Dreiviertelsgrafen oder eine Dreiviertelsgräfin spielen.

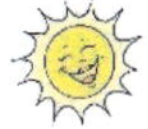

Jeder Einsatz für das Allgemeinwohl stärkt die soziale Gesundheit der Gemeinschaft und schenkt Vertrauen in die eigene Kraft.

Genussgifte, wie Nikotin, Alkohol oder auch Zucker, sind für ein genussvolles Leben nicht notwendig.

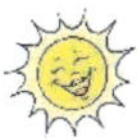

Gesundheit kann man nicht kaufen. Man muss sich täglich neu um sie bemühen und mit einer gesunden Lebensweise für ihre dauerhafte Erhaltung sorgen. Nehmen Sie jeden Tag als ein Neubeginn. Öffnen Sie sich dem Neuen und seien Sie bereit zu lernen. Aktivität und Anpassungsfähigkeit sind wichtige Faktoren für die Gesundheit von Körper, Geist und Seele.

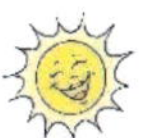

Es ist allgemein Sitte, dass jeder, der sich in seinem Leben etwas erworben oder etwas Hervorragendes geschaffen hat, dafür sorgt, dass dies in der Zukunft Bestand habe, gewürdigt werde und in gute Hände komme, welche den richtigen Gebrauch davon machen; zu diesem Zwecke errichtet er sein Testament.

Es kommt im Leben häufig vor, dass die Stimme teilweise oder ganz verloren geht. Man weiß oft keine Ursache. Manche können noch heiser sprechen, manche aber müssen die Zuflucht zur Feder oder zum Griffel nehmen.

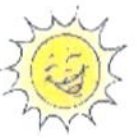

Geht bewusst und verantwortlich mit euch um, denn jedes Übermaß fordert sein Tribut an Lebensqualität.

Wenn ich von der Hochwarte des Alters auch die zurückgelegten Lebensjahre überblicke und die Verschlingungen meiner Wege sehe, so schlängeln diese scheinbar am Rande des Abgrunds; zuletzt aber münden und führen sie gegen alle Hoffnung auf die Sonnenhöhe des Berufes und ich habe allen Grund, das liebevolle und weise Walten der Vorsehung zu preisen, umso mehr, als die nach menschlichem Dünken schlimmen und zum Tode führenden Pfade mit unzähligen anderen den neuen Lebensquell zeigten.

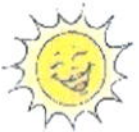

Kein Schneider wird den ersten Rock, den er macht, ganz passend anfertigen können; nach und nach erst gewinnt man Übung und Erfahrung.

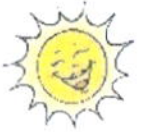

Ich bin hart am Bettelstock geboren.

Wie viele haben hier in Wörishofen mit der Gesundheit des Leibes auch die Gesundheit der Seele gefunden.

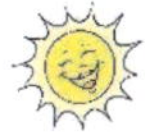

Wunderbar ist der menschliche Körper in all seinen Teilen vom kleinsten Gefäß bis zum größten Knochen.

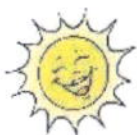

Der Name „Batzerei“ darf uns nicht aus der Fassung bringen.

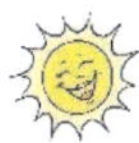

Man muss auf den ganzen Körper wirken, wenn man den Krankheitsstoff beseitigen will.

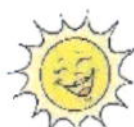

Es ist unmöglich zu heilen, wenn die Natur nicht veranlasst wird, die Krankheitsstoffe auszuscheiden.

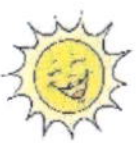

Man möchte lächeln, wenn es nicht manchmal allen Ernstes zum Weinen wäre.

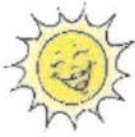

Ich will, dass Wörishofen die Pflegestätte meiner Heilmethode bleibe; haltet meine Lehre rein.

Es hat z. B. jemand einen bösen Finger.
Ich wirke nicht allein auf den Finger, sondern auch auf die Hand, auf den Arm, auf den ganzen Körper.
Der böse Finger ist nur eine böse Frucht des bösen Zweiges, des bösen Astes, des bösen Stammes.
Ist der Stamm in Ordnung, liefert er genügend und guten Saft, so muss auch die Frucht eine gute werden.

Suche einen sanften Ausgleich zu Stress und Anspannung.
Musik hören oder selber musizieren, lesen und malen beispielsweise, Entspannungs- oder Atemtraining bringen Erholung und neue Kraft.

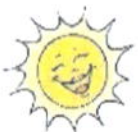

Ein abgehärteter Körper besitzt den größeren Schutz vor den Krankheiten der Seele.

Soll am Ende nicht helfen dürfen, wer zu helfen vermag?

Vergesst mir die Seele nicht!

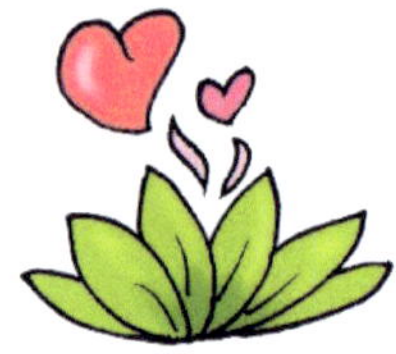

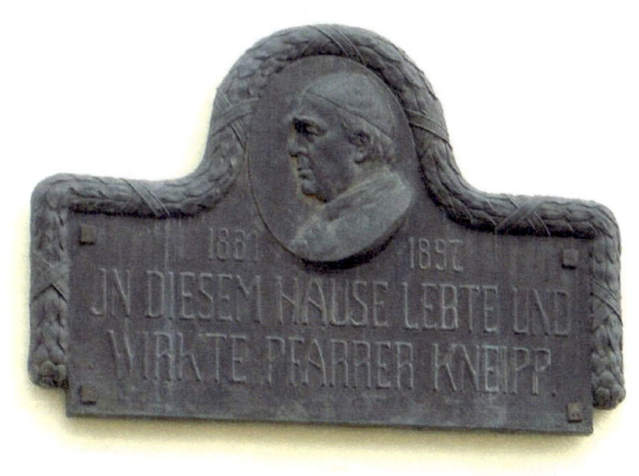

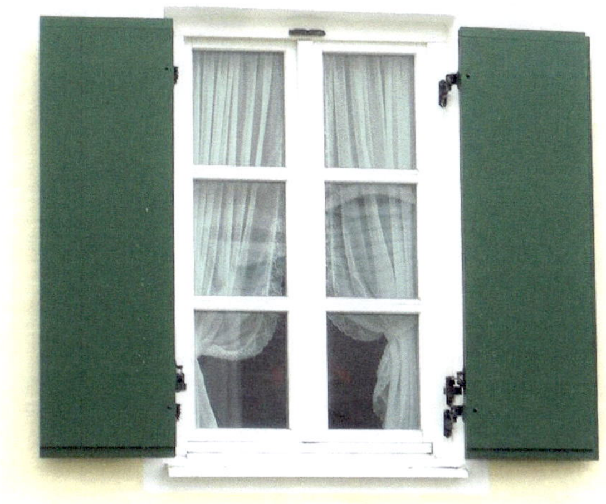

Gedenktafel am Wohnsitz von Sebastian Kneipp in Bad Wörishofen

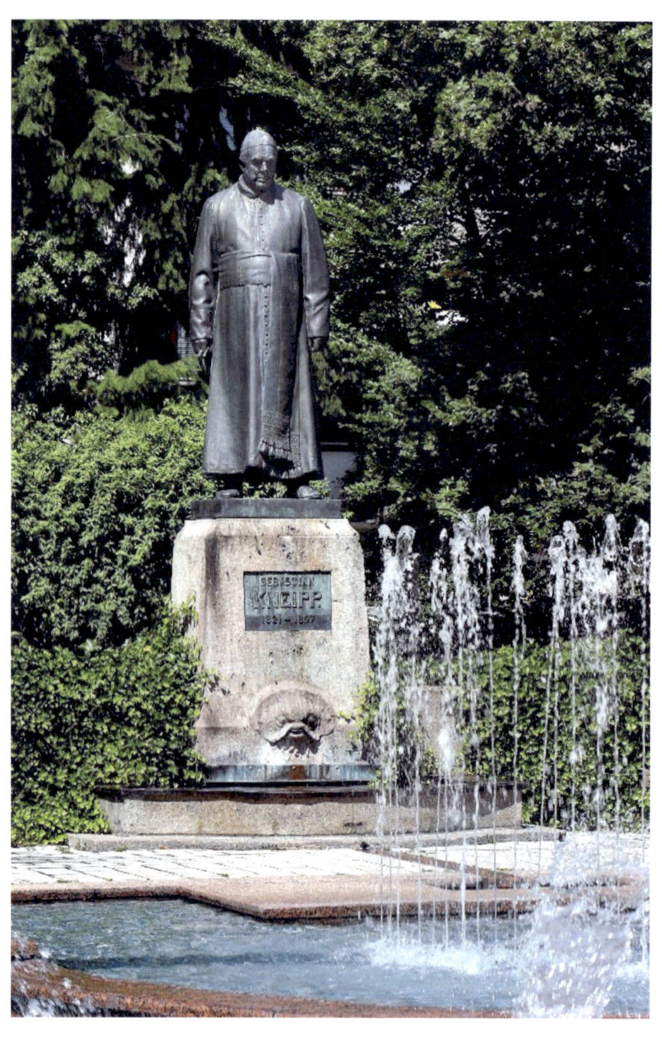

Kneippdenkmal aus dem Jahre 1903 in Bad Wörishofen

Kneipp-Sammelsurium

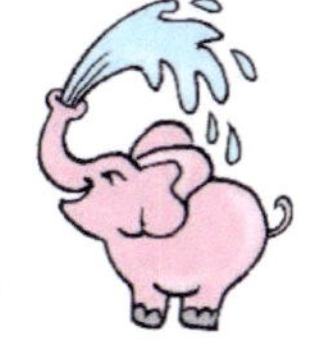

Ausklang und Vermächtnis zum Wirken des „Wasserdoktors“

„Doch wer zählt die Millionen Kranken,
Die Leben und Gesundheit danken
Dem Webersohn aus Stefansried?
Die Welt singt ihm ein Lobeslied.
So lang's wird Menschenherzen geben,
wird Pfarrer Kneipp in ihnen leben!“
Eugen Roth (1895-1976), deutscher Lyriker

Als Sebastian Kneipp im Sommer 1897 starb, hinterließ er der Welt und den Menschen ein wertvolles Erbe. Sein großer Name, seine Philosophie und seine Behandlungsmethoden begleiten uns bis heute im täglichen Leben. Kneipps Physiotherapie hat nichts von ihrer Aktualität und Bedeutung für das Gesundheitswesen eingebüßt. Kneipps Erfolgszug über seinen Tod hinaus, ist außergewöhnlich. Anfang des 20. Jahrhunderts war Sebastian Kneipp der bekannteste Deutsche nach Otto von Bismarck in den USA. Nachfolgend ausgesuchte Beispiele seines Wirkens bis in die Gegenwart.

1897

24. August: wenige Wochen nach dem Tod von Sebastian Kneipp wird der Kneipp-Bund gegründet. Im 1. Weltkrieg setzte die Vereinstätigkeit fast vollständig aus. Erst in den 1920er und 1930er Jahren wächst die Bewegung stetig an und hat bald wieder rund 50 000 Mitglieder. In den Kriegsjahren 1940 bis 1945 wird der Kneipp-Bund in den „Deutschen Gesundheitsbund" eingegliedert und nach dem 2. Weltkrieg von den Besatzungsmächten aufgelöst.

1903

Am Denkmalplatz in Bad Wörishofen wird das heute berühmte Kneippdenkmal des Bildhauers Georg Albertshofer (1864-1933) enthüllt.

1912

Im Wiener Stadtpark (3. Gemeindebezirk) wird ein Brunnendenkmal mit einer überlebensgroßen Büste von Sebastian Kneipp auf felsigem Aufbau enthüllt. Urheber ist der Bildhauer Carl Wollek (1863-1936). Das Denkmal wird während des 2. Weltkriegs beschädigt und 1951 restauriert. In vielen europäischen Städten erinnern Brunnen und Denkmäler an das Wirken des großen Naturheilers.

1920

Wörishofen im schwäbischen Landkreis Unterallgäu erhält das Prädikat „Bad" verliehen. Hier lebte und wirkte Sebastian Kneipp. Es ist der Ursprungsort seiner bekannten Gesundheitstherapie.

1936

Der Künstler Johann Michael Schmitt (1878-1943) gestaltet das Deckengewölbe der Stadtpfarrkirche St. Justina in Bad Wörishofen, wo Kneipp von 1881 bis zu seinem Tode

Pfarrer war. Im Westteil des Gotteshauses ist Sebastian Kneipp verewigt, wie er vor Kranken und Gesunden predigt.

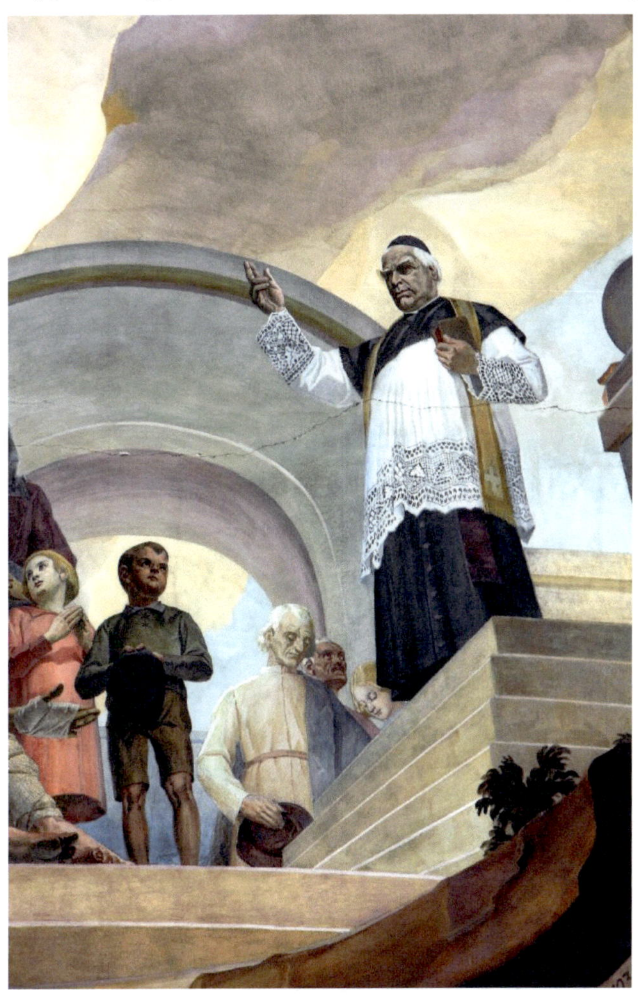

Sebastian Kneipp predigt Kranken und Gesunden, Deckenfresko in der Stadtpfarrkirche St. Justina in Bad Wörishofen

1949

Im Oktober kommt es in Bad Wörishofen zur Neugründung des Kneipp-Bundes. Die Kneipp-Bewegung erlebt einen Aufschwung. Der gemeinnützige Kneipp-Bund e. V. ist der Dachverband von über 600 Kneipp-Vereinen und zählt heute allein in Deutschland ca. 160 000 Mitglieder. Für Wohlbefinden sowie Fort- und Weiterbildung sorgen u. a. Einrichtungen wie Kindergärten, Schulen, Kurbetriebe, Gästehäuser und der Kneipp Verlag. Heute ist der Kneipp-Bund die größte deutsche private Gesundheitsorganisation.

1953

Die Deutsche Bundespost bringt die Briefmarkenserie „Helfer der Menschheit" heraus. Sebastian Kneipp ist einer der geehrten Wohltäter.

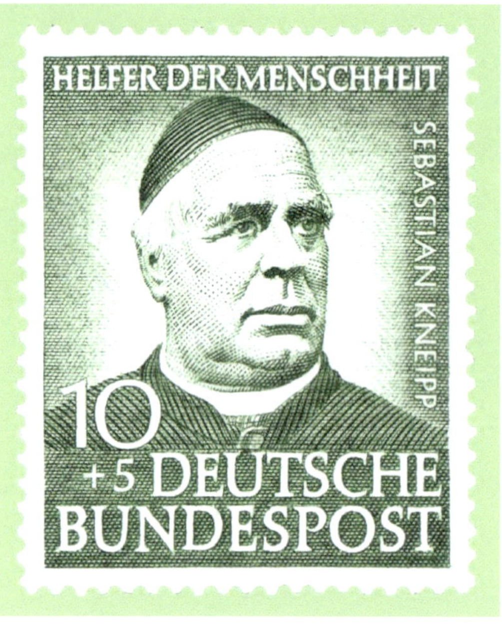

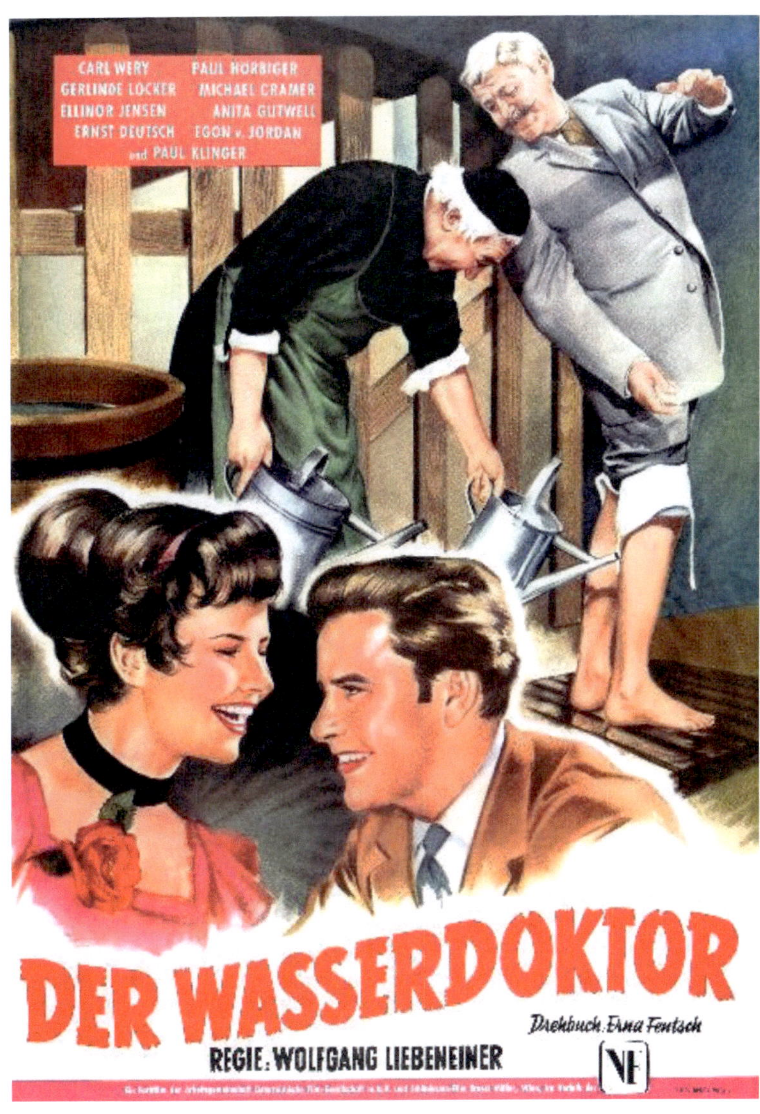

Filmplakat „Der Wasserdoktor“ aus dem Jahre 1958

1958

Der Regisseur Wolfgang Liebeneiner verfilmt das Leben Kneipps mit bekannten Schauspielern wie Carl Wery, Paul Hörbiger und Gerlinde Locker. Der ursprüngliche Titel lautet „Sebastian Kneipp – Ein großes Leben". Bundesweit wird es nicht der erhoffte Kassenschlager. Nach nur drei Wochen wird der Kinofilm aus dem Vertrieb genommen. Mit einigen Schnittänderungen, einem fröhlicheren Plakat und der stärkeren Hervorhebung der Liebesgeschichte, wird der Film im März 1959 mit anderem Titel erneut ins Rennen geschickt. Fragwürdige Titel waren zuvor öffentlich im Umlauf: „Wasser, Weiber, warme Wickel" oder „Heiße Küsse, kalte Güsse" und „Wo die Wellen rauschen bis zum Knie." Bekannt geworden ist der Film dann unter Kneipps Spitznamen „Der Wasserdoktor". Bis heute zeigt der Kur- und Tourismusbetrieb Bad Wörishofen eine restaurierte Fassung des Films mehrmals jährlich. Der Film ist auch auf DVD erhältlich.

1962

Die Internationale Kneipp-Bewegung (Generalsekretariat mit Sitz in Bad Wörishofen) organisiert sich im Verband Kneipp Worldwide. Er besteht aus den Kneipp-Bünden Deutschland, Österreich, der Schweiz sowie Berufsverbänden, Institutionen und Einzelmitgliedern aus insgesamt 40 Nationen, darunter auch außerhalb Europas mit Australien, Brasilien, Chile, Indien, Südkorea, Kanada und den USA.

1964

Die 1. Auflage von „Das Neue Große Kneippbuch – Handbuch der naturgemäßen Lebens- & Heilweise" erscheint. Herausgeber ist der Mediziner Josef H. Kaiser. Der Buchinhalt stützt sich auf das Vermächtnis, die Werke,

Texte, Vorträge und Notizen von Sebastian Kneipp und Bonifaz Reile. Darin wird an eine alte amüsante Anekdote erinnert: „Vor kurzem nun hat eine ganze Gesellschaft ägyptischer Kneippianer die große Pyramide erstiegen und über dem Grab des Königs Cheops auf Vater Kneipp ein Hoch ausgebracht“. So sei es Kneipp freudig berichtet worden, der darauf gesagt haben soll: „I moin, es gait etz vorwärts mit der Wasserkur!“

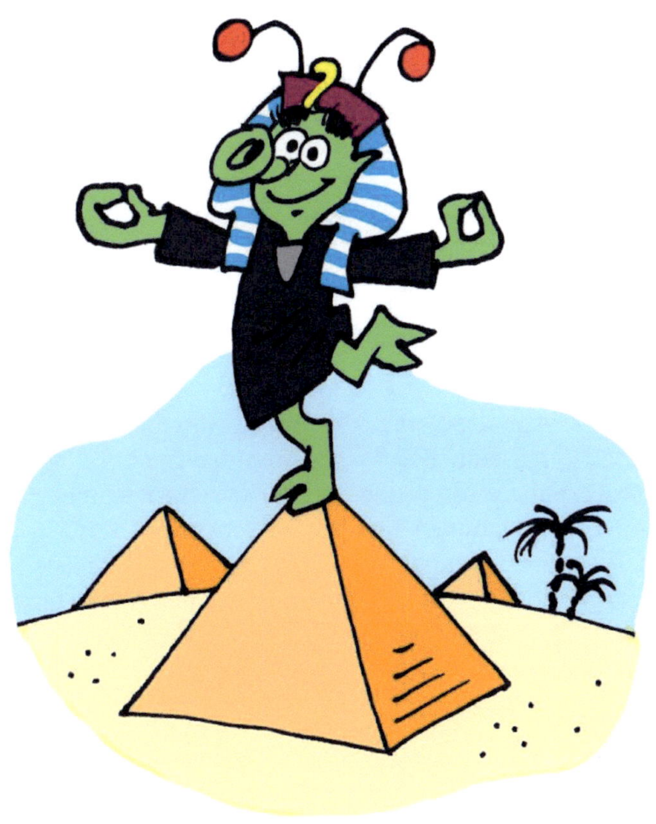

1975

In der Münchner Ruhmeshalle, in der große Persönlichkeiten Bayerns geehrt werden, wird eine Büste Kneipps aufgestellt.

Im selben Jahr wird in Bad Wörishofen der Kneipp Verlag gegründet, hervorgegangen aus dem früheren Gesundheitsverlag. Er ist eine Einrichtung des Kneipp-Bundes. Einen weiteren Kneipp Verlag gibt es ebenso in Wien.

1977

Gründung der Sebastian-Kneipp-Akademie als überregionales Bildungszentrum des Kneipp-Bundes mit Sitz in Bad Wörishofen. Sie versteht sich als Bildungseinrichtung, die Kneipps ganzheitliches Therapiekonzept lehrt und mit den Erkenntnissen moderner Gesundheits- und Bildungswissenschaften weiterentwickelt.

1982

In Österreich erscheint eine 4-Schilling-Sondermarke zum internationalen Kneipp-Kongress in Wien.

1986

Im Kloster der Dominikanerinnen wird am 27. Juni das „Kneipp Museum Bad Wörishofen" eröffnet. Es besitzt 4600 Exponate von denen rund 2000 exklusive Stücke aus den Lebensstationen Kneipps zu sehen sind. Eine neue Duftstation und Kneipp-Videos ergänzen die vielseitige Präsentation. Ein weiteres Kneipp-Museum existiert eingegliedert im Kunst- und Kulturhaus in Bad Endbach (Hessen).

1995

Am 6. Mai zum 100-jährigen Jubiläum des Kneippvereins Basel wird die Wassertretstelle am Basler Rheinufer eingeweiht.

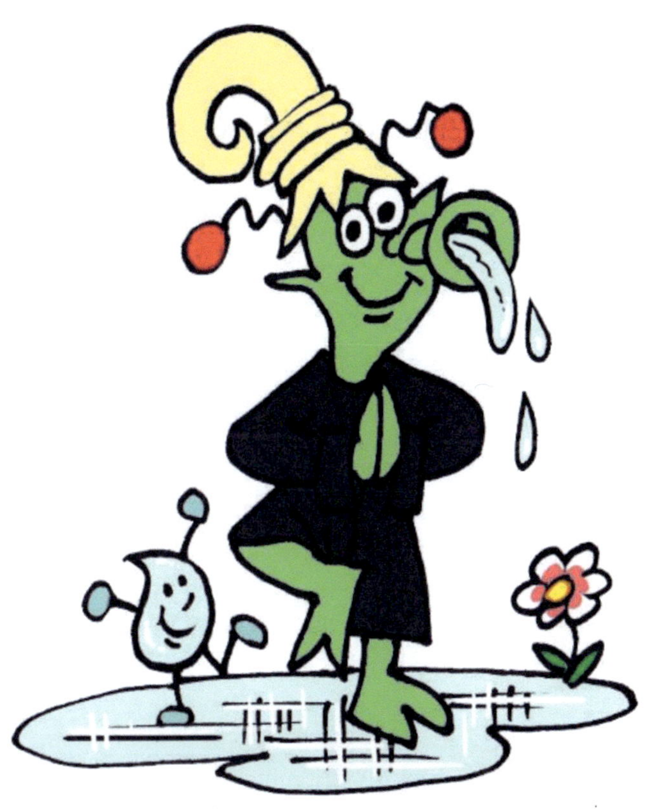

1997

Den 100. Todestag von Kneipp ehrt die Deutsche Bundespost mit einer Briefmarke. Im Jubiläumsjahr erhält die von der Rosenbaumschule Kordes gezüchtete Edelrose Fragrant Memories den offiziellen Namen „Sebastian Kneipp“. Im Kurpark von Bad Wörishofen wird sie (neben 500 anderen Sorten) angepflanzt und ist im Handel erhältlich.

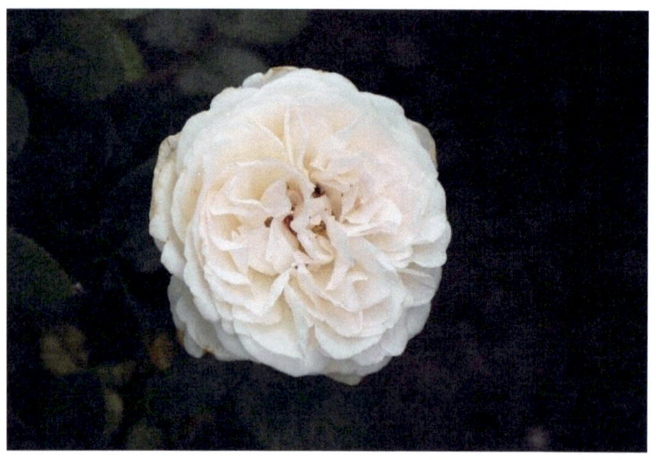

Blüte der Rose Sebastian Kneipp

1998

Der Bayerische Rundfunk strahlt zwei Kneipp-Filmdokus des deutschen Kunsthistorikers Bernhard Graf aus. Die Titel lauten: „Sebastian Kneipp und seine Zeit“ und „Freispruch für den Wasserdoktor – Die Kneipp-Prozesse und ihre Folgen“.

2006

Die Kneipp-Lechfeld-Bahn geht in Betrieb und befördert Gäste von Augsburg nach Bad Wörishofen.

2010

Zu Ehren Sebastian Kneipps und seiner Gesundheitslehre wird der 17. Mai offiziell von der deutschen Bundeszentrale für gesundheitliche Aufklärung als „Sebastian-Kneipp-Tag“ geführt.

2015

Am 4. Dezember gibt die deutsche UNESCO-Kommission bekannt, dass Kneippen als „traditionelles Wissen und

Praxis nach der Lehre Sebastian Kneipps" in das bundesweite Verzeichnis des immateriellen Kulturerbes aufgenommen wird.

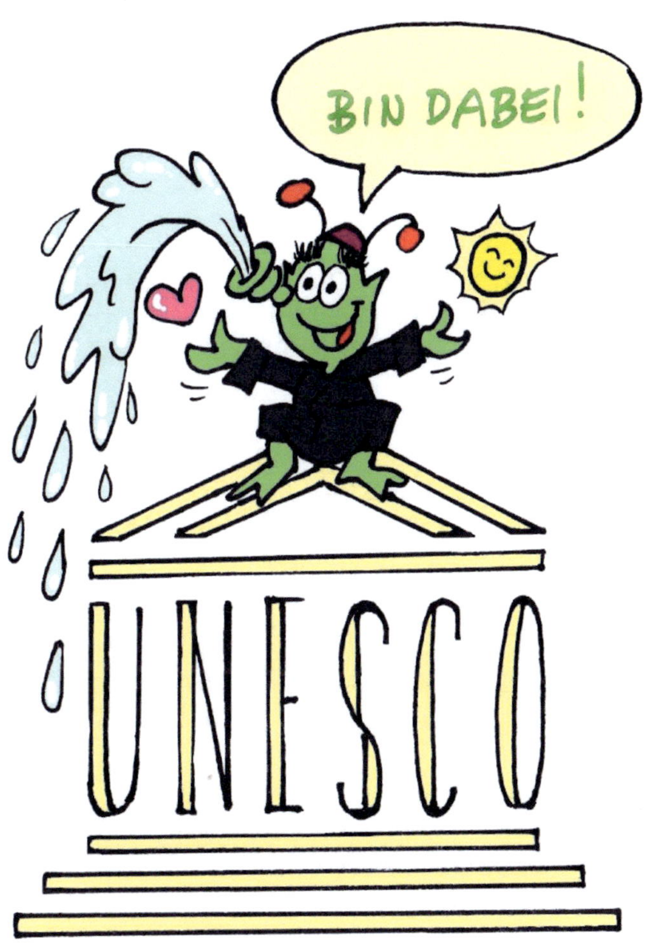

2017

12. Juni in Bad Wörishofen: Das „Volksmusical Kneipp“ hat Weltpremiere. Die Komponistin und Texterin Sanni Risch, die auch selbst Regie führt, hat mit diesem Werk Pfarrer Sebastian Kneipp ein musikalisches Denkmal gesetzt. Aufgrund der Corona-Pandemie und den Einschränkungen für die Unterhaltungsbranche, geht die geplante Neuaufführung für das Jubiläumsjahr 2021 erst im Mai 2022 über die Bühne.

2021

25. Februar: die Traditionsmarke Kneipp® feiert ihren 130. Geburtstag. Sebastian Kneipp veranlasste 1891 die Gründung der Marke mit dem Ziel, sein Lebenswerk in verantwortungsvolle Hände zu legen und so den Fortbestand seiner naturheilkundlichen Forschung zu sichern. Was in einer Würzburger Apotheke begann ist inzwischen zu einem großen internationalen Unternehmen herangewachsen. Die Kneipp GmbH mit ca. 700 Mitarbeitern, davon etwa 500 in Deutschland, verkauft Kneipp-Qualitätsprodukte in 18 Ländern. Heute ist die Kneipp-Gruppe ein Teil der Hartmann AG aus dem süddeutschen Hildesheim.

Noch etwas: Zum Kneipp-Jubiläumsjahr erfindet der Karikaturist Reinhard Habeck, Schöpfer der Comicserie „Rüsselmops, der Außerirdische“, den „Kneippmops“, auch „Rüsselbasti“ genannt, der humorvoll an Sebastian Kneipp erinnert. Im vorliegenden Band hat der Comic-Held seinen ersten Auftritt.

Fit und aktiv mit dem

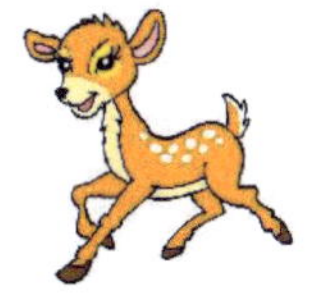

Gesundheitsparcours Basel

„In Basel ist alles anders."
Max Frisch (1911-1991), Schweizer Schriftsteller

Müde Füße? Wassertreten, Barfußlaufen oder Schneegehen weckt sie garantiert wieder auf! Es lohnt aktiv den Spuren von Sebastian Kneipp zu folgen. Dazu wurden vielerorts öffentliche Kneipp-Anlagen, Kneipp-Wassertretbecken, Kneipp-Waldbaden, Kneipp-Lehrpfade, Kneipp-Kräutergärten, Kneipp-Aktiv-Parks und Kneipp-Barfuß- und Fitnesswege geschaffen. Sie begeistern Jung bis Alt.

Ein besonderes Vergnügen für Körper, Geist und Seele ist der Kneipp-Gesundheitsparcours in Basel. Die Stadt am Rhein mit ihren rund 40 Museen gilt als Kulturhauptstadt der Schweiz. Sie ist auch besonders reich an denkmalgeschützten Brunnen. Etwa 200 stehen an öffentlichen Plätzen, 120 weitere verstecken sich in privaten Gärten oder staatlichen Liegenschaften. Kneippen lässt sich hier am Schönsten mit Kunst und Kultur verbinden.

Dazu hat der Kneippverein Basel und Umgebung entlang beider Rheinufer einen Kneipp-Gesundheitspfad erstellt. Dieser wird in den Sommermonaten jeden ersten Dienstag im Monat angeboten.

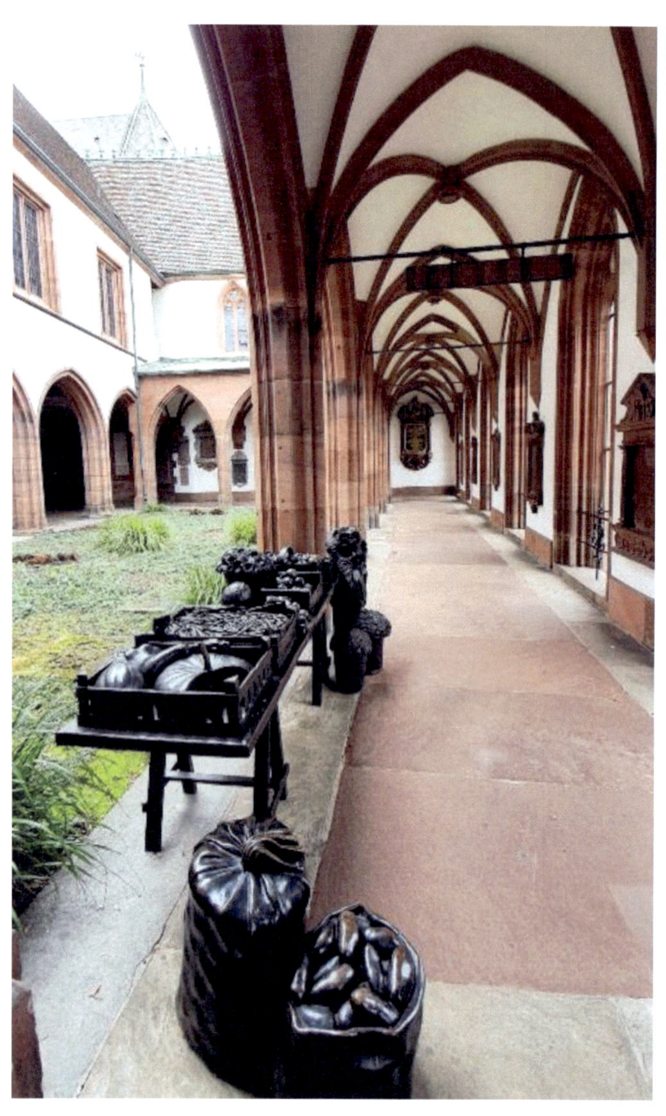

*Markttische von Bettina Eichin (*1942) im Innenhof des Basler Münsters*

Individuelle Parcours sind auf Wunsch jederzeit möglich. Die Touren können mit Elektrobikes, Nordic-Walking oder MBT-Schuhen (Massai-Barfuß-Technik) kombiniert werden, etwa mit Aperitif auf der Rheinfähre oder einem Orgelkonzert in der Theodorskirche. Die Rundgänge mit einer Dauer von ca. 2 Stunden eignen sich für Einzelpersonen genauso, wie für Gesellschaften, Firmenausflüge, Feiern, Schulen und Kindergeburtstage.

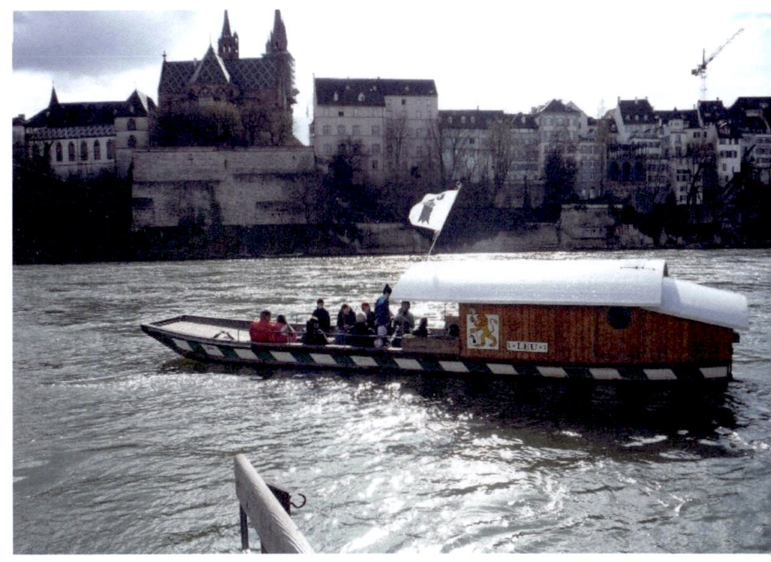

Ein Muss für Baselbesucher: Fahrt mit der Fähre über den Rhein

Dorothée Siefert-Steurenthaler, Gesundheitsberaterin der Kneipp-Hydrotherapie und Initiatorin des vorliegenden Jubiläums-Büchleins, sorgt für ein kompetentes und ebenso originelles Auftreten. In der Rolle der Ordensschwester Sebastiana (sie war eine Kusine von Sebastian Kneipp und unterstützte ihn tatkräftig) führt sie in Nonnentracht Parcours-Teilnehmer in die Wirkprinzipien der Kneippmethode ein. Gemeint sind die bewährten 5 Gesundheitssäulen von Sebastian Kneipp: BEWEGUNG, WASSER, HEILKRÄUTER, ERNÄHRUNG und LEBENSORDNUNG. Wer dabei ist, erfährt Wissenswertes, hat viel Spaß und tut Gutes für seine Gesundheit.

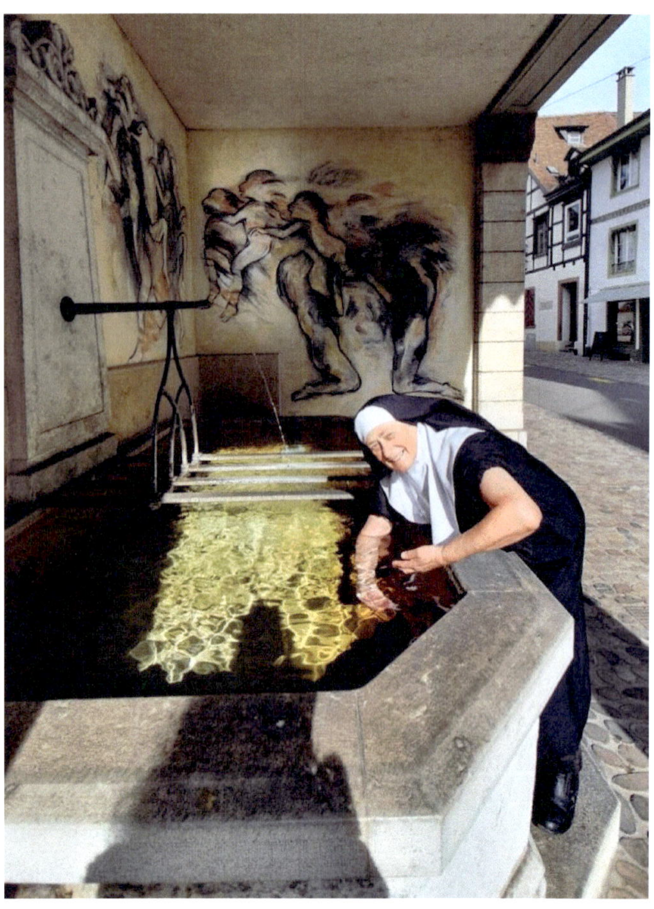

Dorothée Siefert-Steurenthaler als „Schwester Sebastiana"

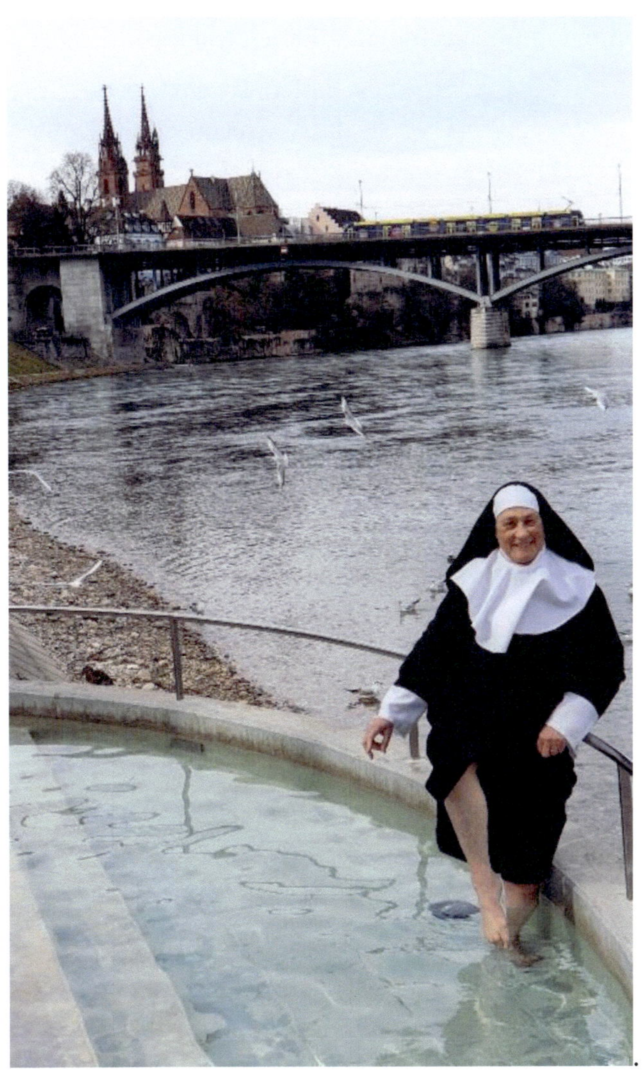

Lädt zum Wassertreten ein: Kneippanlage Basel, eröffnet 1995 zum 100-jährigen Jubiläum des Kneippvereins Basel von der Christoph Merian Stiftung und dem Verein.

Anregung für Ihren individuellen Kneipp-Parcours:

- Ausgangspunkt ist die Basler Altstadt beim Kreuzgang des Münsters, wo Sie die Geschichte der beiden bronzenen Markttische (ERNÄHRUNG) erfahren, die die Bildhauerin Bettina Eichin 1986 schuf. Es folgt eine kurzweilige Einführung über das Kneippen und ein stiller Moment in der ehemaligen Bischofskirche (LEBENSORDNUNG = „Seele baumeln lassen").
- Auf dem Münsterplatz beim Pisoni-Brunnen erleben Sie die erste Kneippanwendung; das erfrischende Armbad, auch „Kaffee der Naturheilkunde" genannt (WASSER).
- Ein Treppenabstieg (BEWEGUNG) führt Sie an das Rheinufer zur Münsterfähre „Leu".
- Das Boot bringt Sie ohne Motor und nur mit der Kraft der Strömung in einer einzigartigen und idyllischen Fahrt ans andere Ufer (LEBENSORDNUNG).
- Nach einem beschaulichen Spaziergang (BEWEGUNG) entlang des Rheinbords auf der Kleinbasler Seite überqueren Sie erneut den Rhein, diesmal mit der „Wild Maa-Fähre".
- Bei der direkt am Rhein gelegenen Kneippanlage erfahren Sie die berühmteste Kneippanwendung: das Wassertreten (WASSER).
- Frisch gestärkt kommen Sie zum Abschluss in den Genuss von frischen HEILKRÄUTERN in Form eines vitalstoffreichen Apéros im historischen Garten des Pharmaziemuseum (ERNÄHRUNG).

Weitere öffentlich nutzbare Kneipp-Anlagen mit individuellen Parcours im Vereinsgebiet Basel und Baselland:

- Wassertret- und Armbadstelle im Brunnen Kannenfeldpark, Basel-Stadt
- Wassertretbecken im Park im Grünen (Grün 80) in Münchenstein, Baselland
- Wettsteinanlage Riehen mit Wassertret- und Armbadstelle, Basel-Stadt
  Info: http://www.riehen.ch/kneippanlage

Auskünfte und Anmeldung, auch mit erweitertem Programmangebot des Kneippvereins Basel und Umgebung (Aqua-Jogging, Nordic-Walking, 5-Liber-Turnen – Rhytmik nach Musik, Barfußpfad, Wassertreten und spezielle Führungen):

Dorothée Siefert-Steurenthaler
Dipl. Gesundheitsberaterin der Kneipp-Hydrotherapie
Tel. +41 79 659 21 04
Email: d.siefert@bluewin.ch
Mehr Infos im Internet:
https://kneipp.ch/vereine/kneippverein-basel/

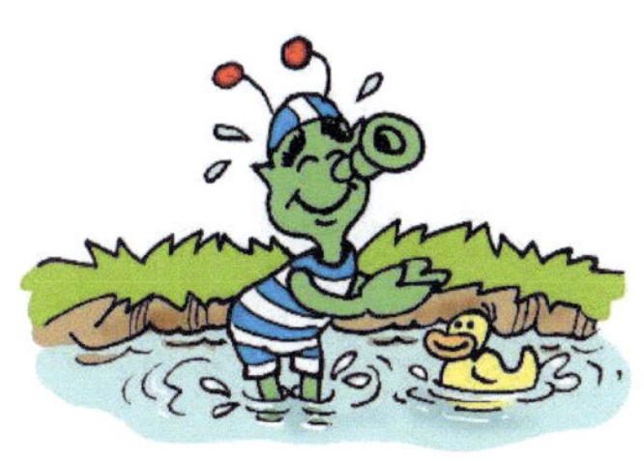

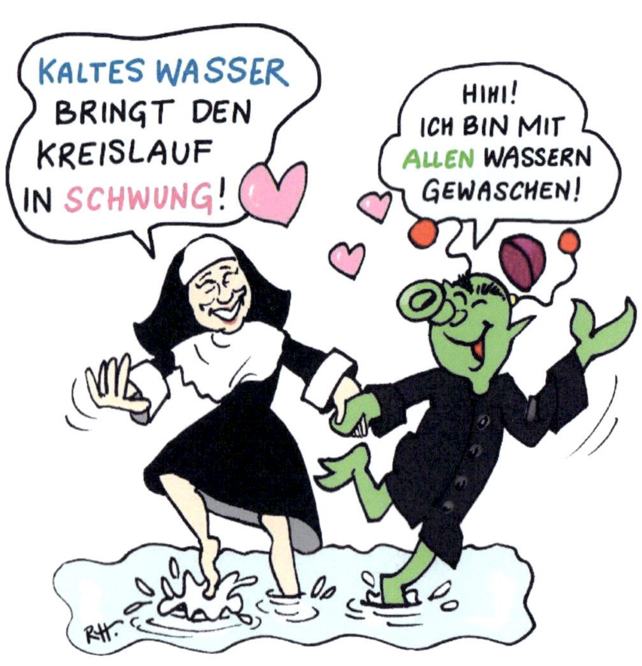
KALTES WASSER BRINGT DEN KREISLAUF IN SCHWUNG!
HIHI! ICH BIN MIT ALLEN WASSERN GEWASCHEN!
RH.

Comic für fröhliche Kids:

Spass und Kneippen mit Rüsselbasti

HEY! KENNT IHR MEINEN BERÜHMTEN URURUROPA, DER VOR 200 JAHREN LEBTE? ER WAR PFARRER. DESHALB TRUG ER IMMER EIN KÄPPI UND WAR SCHWARZ GEKLEIDET!
Donau

MAN NANNTE IHN RÜSSELBASTI, ABER AUCH KNEIPPMOPS, WASSERMOPS ODER DR. HYDROPHI...
BLUBBER!
BLUBBER!
GLUCK! GLUCK!

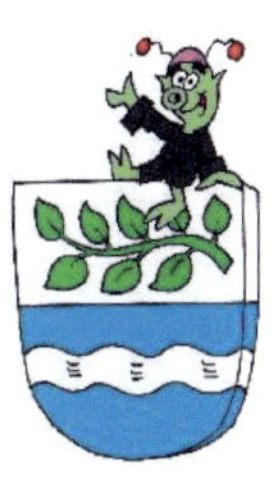

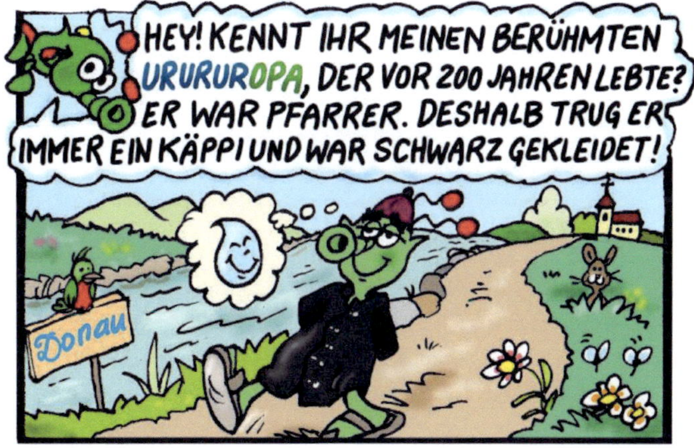

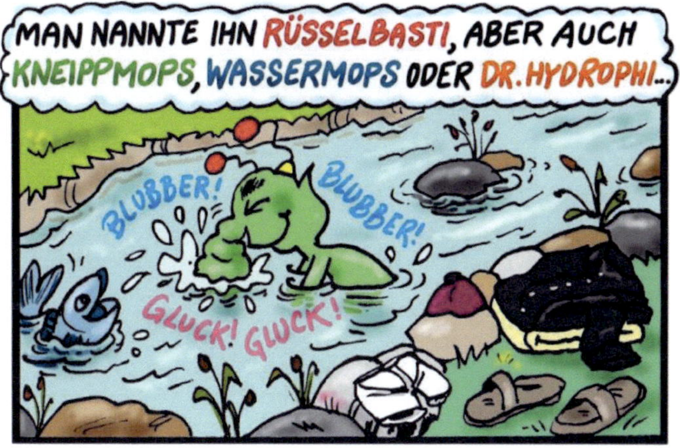

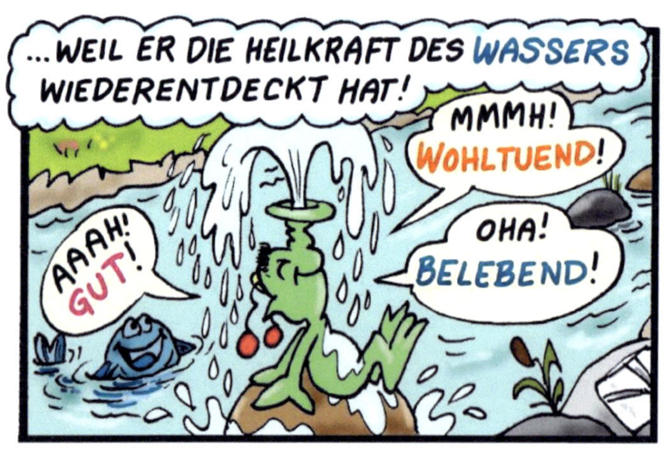
...WEIL ER DIE HEILKRAFT DES WASSERS WIEDERENTDECKT HAT!
AAAH! GUT!
MMMH! WOHLTUEND!
OHA! BELEBEND!

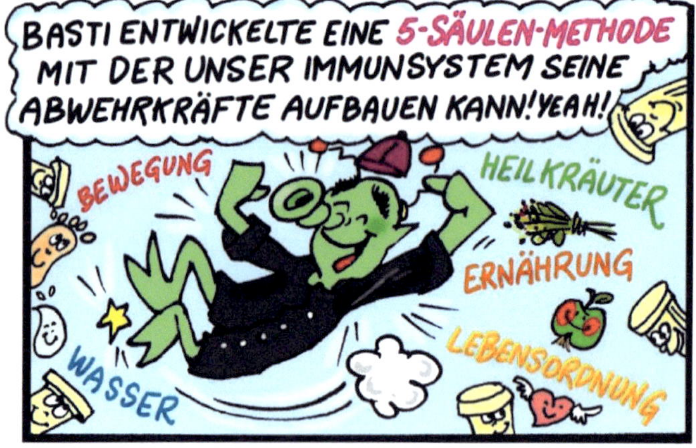
BASTI ENTWICKELTE EINE 5-SÄULEN-METHODE MIT DER UNSER IMMUNSYSTEM SEINE ABWEHRKRÄFTE AUFBAUEN KANN! YEAH!
BEWEGUNG
HEILKRÄUTER
ERNÄHRUNG
LEBENSORDNUNG
WASSER

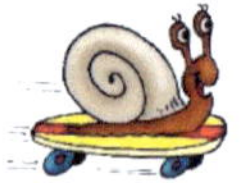

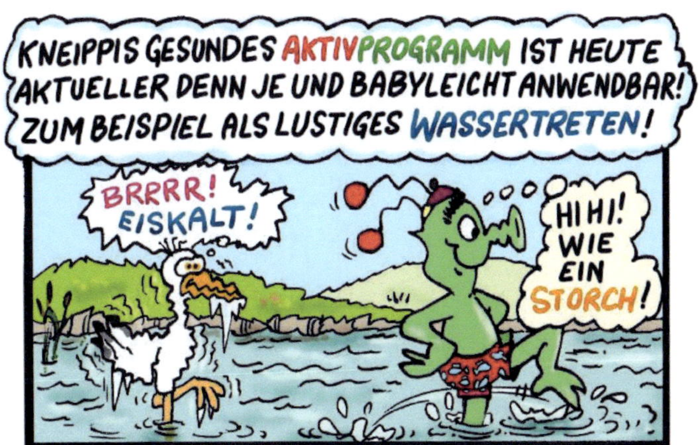
KNEIPPIS GESUNDES AKTIVPROGRAMM IST HEUTE AKTUELLER DENN JE UND BABYLEICHT ANWENDBAR! ZUM BEISPIEL ALS LUSTIGES WASSERTRETEN!
BRRRR! EISKALT!
HIHI! WIE EIN STORCH!

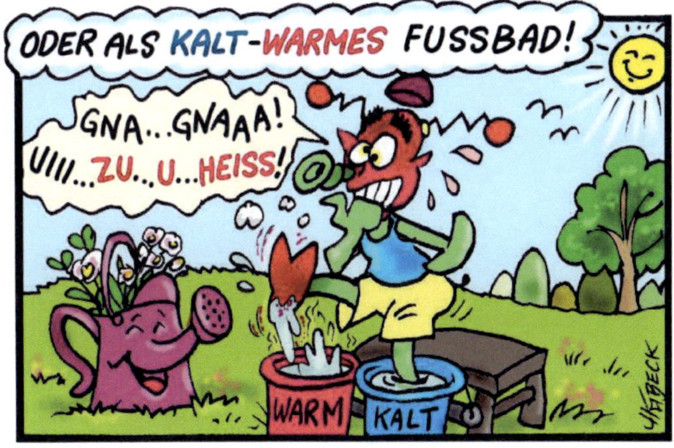
ODER ALS KALT-WARMES FUSSBAD!
GNA...GNAAA! UIII...ZU...U...HEISS!
WARM
KALT
JABECK

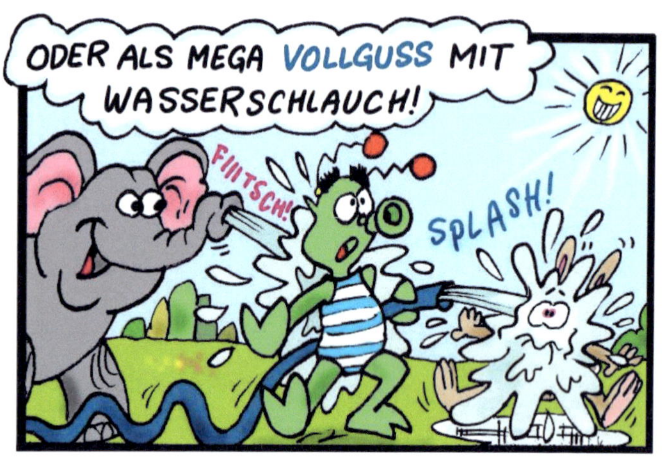
ODER ALS MEGA VOLLGUSS MIT WASSERSCHLAUCH!
FIIITSCH!
SPLASH!

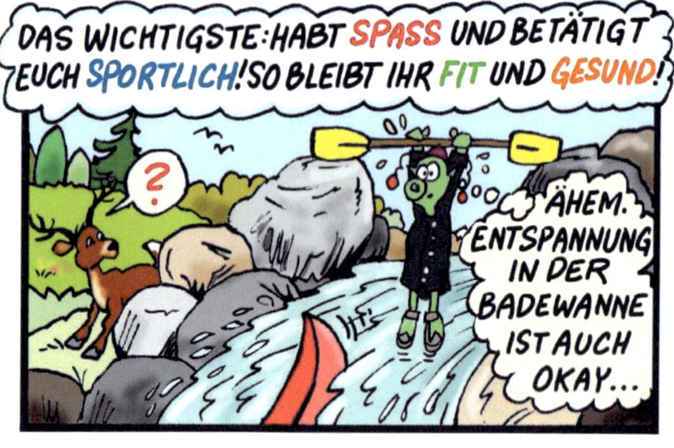
DAS WICHTIGSTE: HABT SPASS UND BETÄTIGT EUCH SPORTLICH! SO BLEIBT IHR FIT UND GESUND!
?
ÄHEM. ENTSPANNUNG IN DER BADEWANNE IST AUCH OKAY...

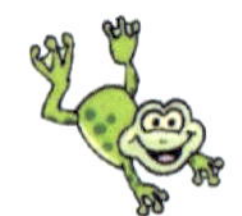

Literatur, Links und Quellen zum Kneipp-Zitatenschatz

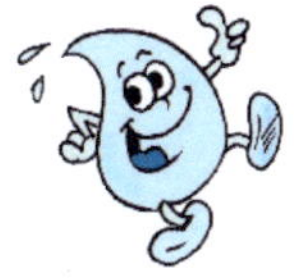

Kneipp-Bibliographie:

Kneipp, Sebastian: *Bienen-Büchlein*, Kempten 1873

- : *Die Kaninchenzucht*, Kempten 1874
- : *Fritz, der fleißige Landwirt*, Kempten 1874
- : *Fritz, der eifrige Viehzüchter*, Donauwörth 1875
- : *Fritz, der fleißige Futterbauer*, Donauwörth 1875
- : *Meine Wasserkur, durch mehr als 35 Jahre erprobt und geschrieben zur Heilung der Krankheiten und Erhaltung der Gesundheit*, Kempten 1886; 49. Auflage aus dem Jahre 1894 im Volltext online: https://www.med-serv.de/medizin-buch-wasserkur-0-2-1.html
- : *So sollt ihr leben*, Kempten 1889
- : *Kinderpflege in gesunden und kranken Tagen*, Donauwörth 1890.
- : *Rathgeber für Gesunde und Kranke*, Donauwörth 1891.
- : *Wasserkur und Pflanzenatlas,* Kempten 1892
- : *Mein Testament für Gesunde und Kranke*, Kempten 1894
- : *Erinnerungen aus meinem Leben*, in: „Kneippblätter", Wörishofen 1881 und 1921
- *Sebastian Kneipp's gesammelte Schriften*, 4 Bände, Kempten 1886-1898
- : (nach dem Tode des Verfassers in dessen Auftrag bearbeitet und herausgegeben von Bonifaz Reile): Das große Kneippbuch – Ein Volksbuch für Gesunde und Kranke, Kempten 1903

Weitere Quellen:

Bad Wörishofen, Sonderausgabe der Kurzeitung: *150 Jahre Sebastian Kneipp*, Bad Wörishofen 1971

Baumgarten, Alfred: *Sebastian Kneipp – Biographische Studie*, Berlin 1898

Brauer, Markus: *Kneipp Therapie: Warme Bäder, kalte Güsse*, in „Stuttgarter Nachrichten“, Stuttgart, 12.3.2017

Dietrich, Rudolf (Hg.): *Broschüre anlässlich der 45. Delegiertenversammlung 100 Jahre Jubiläum Kneipp Verein Basel*, Basel 1995

Feldmann, Christian: *Sebastian Kneipp – Der fünfzehnte Nothelfer*, aus der Buchreihe „Kleine bayerische Biografien“, Regensburg 2012

Kaiser, Josef H. (Hg.): *Das Neue Große Kneippbuch*, München 1964

Katholisches Stadtpfarramt St. Justina (Hg.), *180. Geburtstag Pfarrer Sebastian Kneipp – 17. Mai 2001*, Bad Wörishofen 2001

Meier, Resi: *Praktische Kneipp-Anwendungen*, Zürich 2000

Reile, Max (Bonifaz): *Meine Erinnerungen an Hochwürden Herrn Pfarrer Kneipp*, Regensburg o. J. (aufgezeichnet 1943)

Roloff, Eckart: *Göttliche Geistesblitze - Pfarrer und Priester als Erfinder und Entdecker,* Weinheim 2010; 2. aktualisierte Auflage 2012

Roth, Eugen: *Heitere Kneipp-Fibel,* München 1954

Schomburg, Eberhard: *Sebastian Kneipp – Die Lebensgeschichte eines außergewöhnlichen Mannes*, Bad Wörishofen 1985, Neuauflage1994

Siefert-Steurenthaler, Dorothée: *Mein erster Kneipp-Kurs*, Diplomarbeit zur Gesundheitsberaterin der Kneipp-Hydrotherapie; Schweizer Kneipp Verband, Bern 2001

Stamm-Kneippverein e. V. Bad Wörishofen (Hg.), *KNEIPP = Gesundheit aus erster Hand – Praktische Anleitung für die Kur und zu Hause*, Bad Wörishofen 1983

Internetquellen (Stand Mai 2021):

http://www.gasthof-weberbauer.at/de/10-weisheiten-sebastian-kneipp.html

http://www.kaffeetraditionsverein.de/index.php?title=Kathreiners_Malzkaffee_Fabriken_GmbH

https://1000-zitate.de/autor/Sebastian+Kneipp/

https://gripsnfit.de/gesundheit-kneipp

https://m.gratis-spruch.de/sprueche/Kneipp+Sebastian/a540

https://uwe-spiekermann.com/2018/05/25/dominantes-heissgetraenk-die-anfaenge-von-kathreiners-malzkaffee/

https://www.bad-woerishofen.de/

https://www.kneipp.com/at_de/kneipp-magazin/sebastian-kneipp/

https://www.kneipp.com/ch_de/unternehmen/ueber-kneipp/kneipp-international/unternehmensportraet/

https://www.kneippakademie.at/

https://www.kneippverein-edenkoben.de/php/kneippsche_zitate.php

https://www.ots.at/presseaussendung/OTS_20210223_OTS0089/jubilaeumsjahr-die-marke-kneipp-und-ihr-urheber-feiern-geburtstag-foto

https://www.ottobeuren-macht-geschichte.de/items/show/720

https://www.vitaloo.de/naturheilkunde/

https://www.willingen.de/themen/kur/kneipp/pfarrer-sebastian-kneipp.html

Wissenswerte Online-Infos und Kontakte:

http://www.bilder-ottobeuren.de/kneipp-denkmal.html

https://de.wikipedia.org/wiki/Basler_Brunnen

https://de.wikipedia.org/wiki/Kathreiner

https://de.wikipedia.org/wiki/Kneipp-Medizin

https://de.wikipedia.org/wiki/Liste_%C3%B6ffentlicher_Kneipp-Anlagen

https://de.wikipedia.org/wiki/Sebastian_Kneipp

https://de.wikipedia.org/wiki/Sebastian_Kneipp_(Rose)

https://kneipp.ch/das-ist-kneippen/kneippanlagen_ch/kneipp-treff-am-rhein/

https://kneippbund.at/

https://mrsberry.de/bad-woerishofen-sebastian-kneipp/

https://volksmusicals.wordpress.com/

https://www.augsburger-allgemeine.de/mindelheim/Kneipp-Musical-startet-jetzt-erst-2022-id59114556.html

https://www.bad-endbach.de/kneipp-museum.html

https://www.geschichtewiki.wien.gv.at/Kneippbrunnen

https://www.kneipp.com/ch_de/kundenservice/newsletter/

https://www.kneipp.com/ch_de/produkte/naturkind-weltraumfahrer

https://www.kneipp2021.de/

https://www.kneippaerztebund.de/

https://www.kneippakademie.de/

https://www.kneippbund.de/

https://www.kneippmuseum.de/information

https://www.kneippverlag.de/

https://www.kneippvisite.de/

https://www.ottobeuren-macht-geschichte.de/items/show/592

https://www.pfarrer-kneipp-grund-und-mittelschule.de/

https://www.priessnitz-kneipp-verein-hilden.de/die-geschichte/die-geschichte-von-sebastian-kneipp.html

https://www.sebastianeum.de/

Kneipp-Bund e.V. /
Kneipp-Verlag GmbH/
Sebastian-Kneipp-Akademie
Adolf-Scholz-Allee 6-8
86825 Bad Wörishofen
Tel.: 08247 / 3002 - 102
Email: info@kneippbund.de

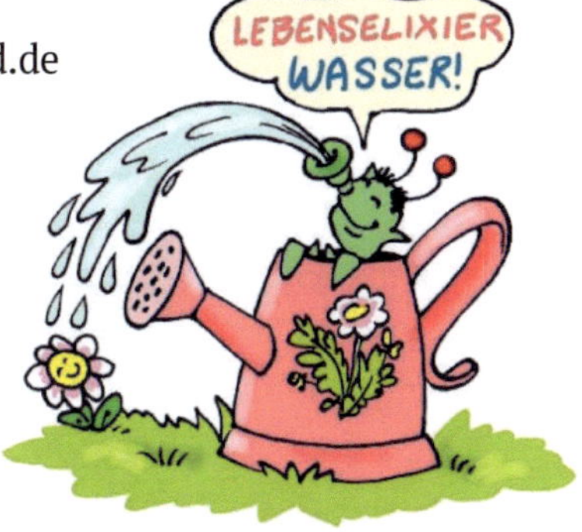

Bildnachweis

7 Bildarchiv Sebastianeum, Bad Wörishofen; 12 Kneipp Akademie, Klagenfurt am Wörthersee, MAZ Kärnten; 19 oben Kneipp Verein Stuttgart; 102, 104, 105 Elvira Schwarz

Wikimedia Commons: 14 Pferdeschorschi; 20 rechts Thom Quine; 45; 55 Politikaner/Gallery; 87; 88, 91 Lothar Spurzem; 93 https://www.ottobeuren-macht-geschichte.de/; 98; 103 Pedelecs auf wikivoyage shared; 118 Wellcome Library, London; 8, 19 unten, 33, 65 Archiv Reinhard Habeck

Sämtliche Cartoons und Comics © Reinhard Habeck

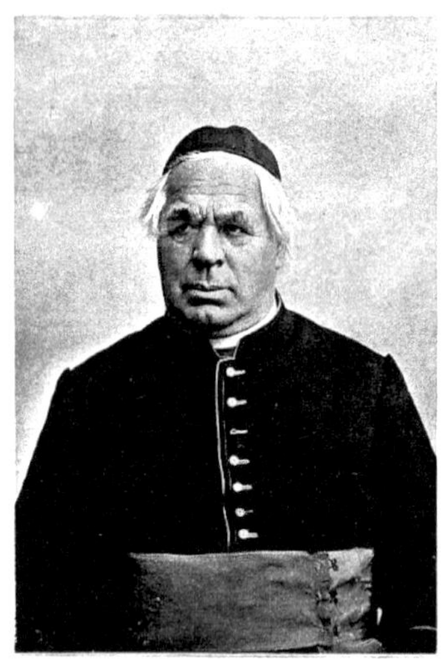

Sebastian Kneipp am Lebensabend

DIE HABECK-CARTOON-SAMMELBÄNDE

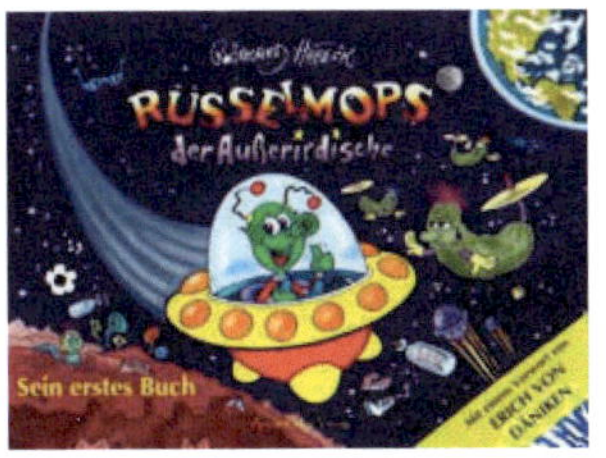

Rüsselmops der Außerirdische

Sein erstes Buch

Mit einem Vorwort von Erich von Däniken

ISBN 978-3-944198-93-4, DIN A4 quer, Paperback, 78 Seiten, komplett farbig illustriert, **€ 14,90**

Rüsselmops vermopst das Universum

Sein zweites Buch

Mit einem Vorwort von Hubert Haensel

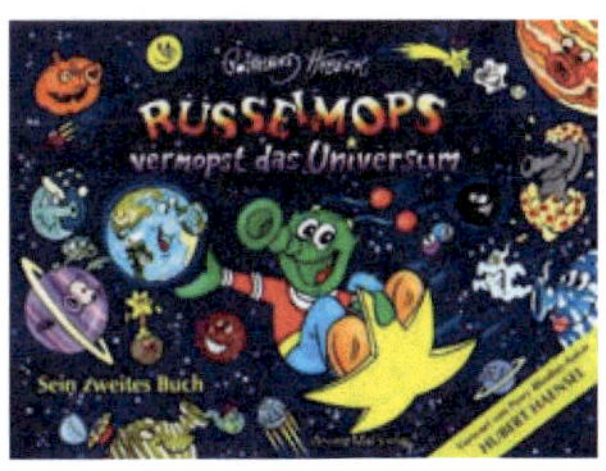

ISBN 978-3-95652-174-4, DIN A4 quer, Paperback, 80 Seiten, komplett farbig illustriert, **€ 14,90**

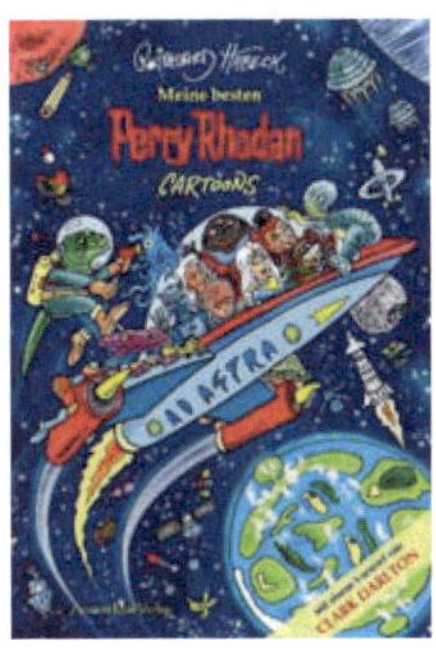

Meine besten Perry Rhodan Cartoons

Mit einem Vorwort von Clark Darlton

ISBN 978-3-95652-209-3, Din A4 hoch, Paperback, 90 Seiten, komplett farbig illustriert, **€ 16,90**

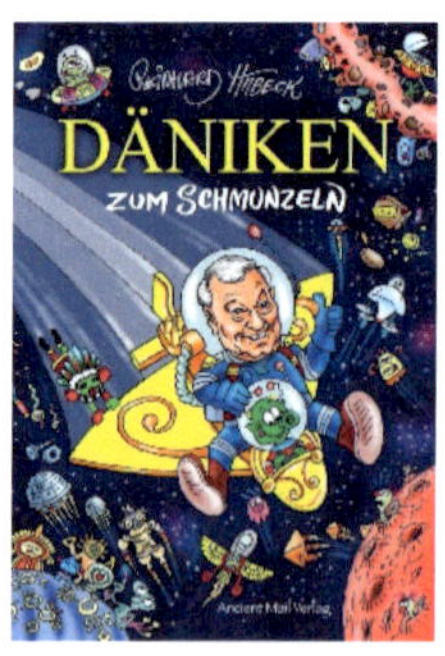

Däniken zum Schmunzeln

Mit einem Vorwort von
Erich von Däniken

ISBN 978-3-95652-259-8, Din A4 hoch, Paperback, 92 Seiten, komplett farbig illustriert, **€ 16,90**

Weitere Informationen zu Rüsselmops und seinem Schöpfer:

- www.reinhardhabeck.at
- www.facebook.com/reinhardhabeck
- www.ruesselmops.at

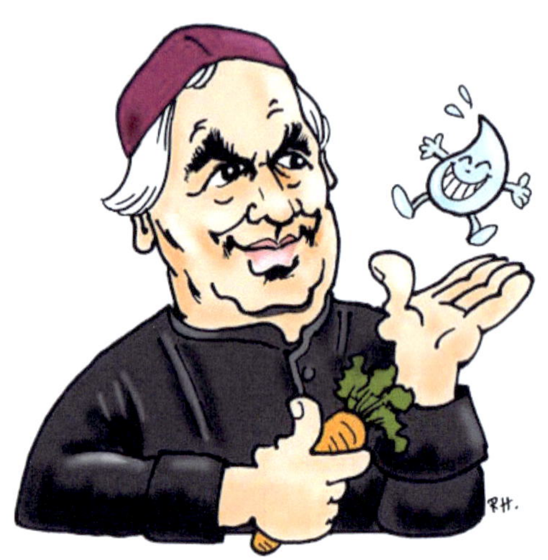